Dr H. SALEUR

CONSIDÉRATIONS

SUR LES

TUBERCULOSES LATENTES DE L'ENFANCE

ET SUR

LEURS RAPPORTS AVEC L'HÉRÉDITÉ

La Préservation Antituberculeuse du Jeune Age

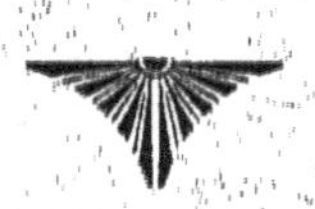

IMP. A COLIN, NANCY

11, RUE DES QUATRE-ÉGLISES

1922

Dʳ H. SALEUR

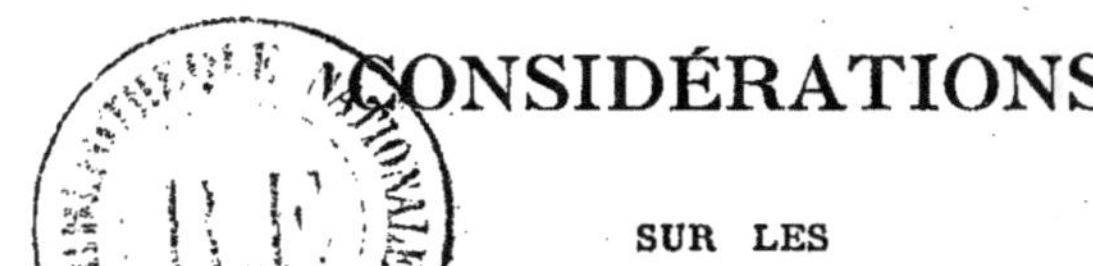

CONSIDÉRATIONS

SUR LES

TUBERCULOSES LATENTES DE L'ENFANCE

ET SUR

LEURS RAPPORTS AVEC L'HÉRÉDITÉ

LA PRÉSERVATION ANTITUBERCULEUSE DU JEUNE AGE

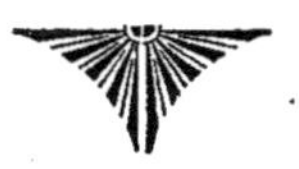

IMP. A COLIN, NANCY

11, RUE DES QUATRE-ÉGLISES

—

1922

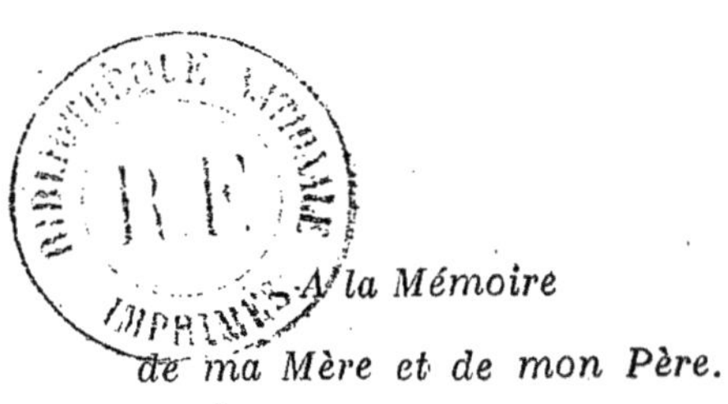

*A la Mémoire
de ma Mère et de mon Père.*

A la Mémoire de ma Grand'Mère.

A la Mémoire de mon bon Grand'Père.

A Monsieur le Professeur Haushalter,

Professeur de Clinique Infantile à la Faculté,
mon Président de Thèse.

A mes Maîtres et à mes Amis.

AVANT-PROPOS

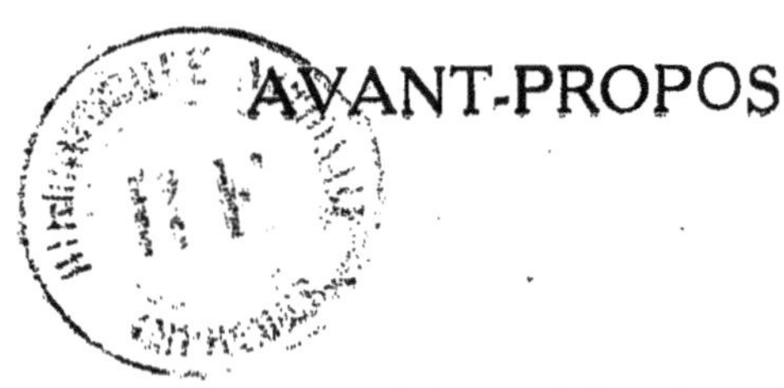

Parvenu au terme réglementaire de notre scolarité, ce n'est pas sans émotion que nous tournons notre regard vers l'époque, déjà lointaine, où nous avons commencé nos études à cette Faculté. Dans ce cycle sont encloses les plus belles heures de notre jeunesse ; et s'encadrent les physionomies de maîtres respectés, d'amis et de camarades précieux.

Nous avons recueilli les enseignements donnés à l'Université de Nancy, et particulièrement à sa Faculté de Médecine. Nous avons, entre autres, longuement suivi les Cliniques de cette dernière. Nous y avons passé des heures qui ne nous ont jamais paru longues. Tous ses professeurs ont été nos Maîtres. C'est dire que tous ont droit à notre souvenir et à notre reconnaissance. Nous ferons tous nos efforts pour ne pas être indigne des leçons qu'il nous ont données.

Notre pensée va, en particulier, aux Maîtres de la première heure : aux Professeurs Bernheim, Spillmann, Rohmer, aujourd'hui décédés, dont la forte personnalité n'est pas près de disparaître du souvenir des nombreuses générations d'élèves qui furent formés par eux.

Les autres, nous pourrions les citer tous. Qu'ils soient,

du moins, assurés que nous les comprenons également dans un même respectueux hommage.

M. le Professeur Haushalter fut l'inspirateur de cette thèse. Ce fut pour nous un honneur et un plaisir, auxquels s'ajoute un profond sentiment de reconnaissance. Nous avons longuement fréquenté ses Cliniques, qui sont si appréciées, et qui tiennent une si grande place dans les enseignements de cette Faculté. En grand nombre, les faits, les idées, exposés ou développés dans ce travail, ont été puisés dans son enseignement. Nous serons satisfait si nous nous sommes convenablement assimilé sa pensée.

Nous sommes heureux de compter parmi nos juges, M. le Professeur Frühinsholz, dont nous avons suivi l'enseignement avec le plus vif intérêt, et qui a fait de sa Clinique Obstétricale un foyer d'attrayant et fécond labeur ; M. le Professeur agrégé Jacques Parisot, qui nous a toujours témoigné beaucoup de bienveillance et dont nous avons suivi les leçons, notamment au cours de ses suppléances des Cliniques Médicales ; M. le Professeur agrégé Caussade, qui veut bien joindre à l'autorité du jeune Maître la cordialité de l'ami dévoué.

Nous avons le devoir de remercier M. le Professeur Léon Bernard. Nous avons mis à contribution ses travaux personnels pour la préparation du paragraphe relatif à la Préservation antituberculeuse du nourrisson ; et il a bien voulu nous faire parvenir, à l'état de manuscrit, son récent Rapport sur le fonctionnement, au cours de la dernière année, de l' « Œuvre des Tout-Petits », qu'il dirige dans la capitale.

Nous remercions également de tout cœur M. le Docteur Arnould, de Paris, dont un mémoire très documenté sur l'Hérédité tuberculeuse, qu'il nous a fait parvenir, nous a livré des faits et fourni des idées sur lesquels s'appuie une partie de notre travail.

Notre plus cordial remerciement va aussi à M. le Docteur Lamy, Chef des Travaux radiologiques à cette Faculté, qui, avec une obligeance inlassable, a fait passer sous l'écran 48 jeunes enfants, et qui nous a grandement guidé dans l'interprétation des images radioscopiques observées.

Au lendemain, à peine, des événements inoubliables de 1914-1918, qu'il nous soit enfin permis de dire à tous ceux avec qui nous partageâme les heures tour à tour angoissées et réparatrices de ces quatre années, — aux chefs, aux compagnons de captivité, aux camarades de bataille, à tous les amis, — que nous ne les oublions pas. C'est avec émotion que nous nous inclinons, en particulier, devant la mémoire des camarades qui sont tombés, en braves, aux champs de combats.

CHAPITRE PREMIER

Plan et idée générale du sujet

Nous étudierons les tuberculoses latentes, en général. Nous ferons ressortir leur fréquence, spécialement chez l'enfant. Nous tâcherons de grouper les principaux signes fonctionnels qui les accompagnent et permettent de suspecter leur existence, sous réserve, bien entendu, du contrôle offert par les moyens physiques (exploration, radiologie), et les procédés de laboratoire. Nous esquisserons quelques-uns des types cliniques qu'elles réalisent, et nous dégagerons les grandes lignes de leur évolution.

Dans une deuxième partie, nous envisagerons les tuberculoses sous l'aspect de l'hérédité. Nous dirons quelques mots des diverses doctrines dont se réclame la question de la nature de l'hérédité tuberculeuse (hérédité de graine, de terrain ; hérédité typique, hétéromorphe ou dystrophique) et nous mentionnerons quelques-uns des faits cliniques ou expérimentaux qui ont servi de points d'appui à ces théories. Nous poserons, d'ailleurs, la question d'hérédité sur le terrain de l'observation clinique. Abstraction faite des théories héréditaires dont nous ne sommes pas à même de juger la valeur, nous étudierons, à la lumière de faits d'observation, grâce à l'appui de statistiques, le descendant de tuberculeux, c'est-à-dire le fils, la fille de tuberculeux, en tant qu'ils doivent à leur origine, au milieu familial tuberculisé, des aptitudes particulières à l'égard de la maladie de leurs parents. Pour faciliter le langage, nous continuerons à désigner ce descendant du nom d'hérédo-tuberculeux, étant entendu que, cliniquement parlant, il est plus conforme aux faits de dire, non pas « hérédité », mais « filiation » tuberculeuse (la transmission conceptionnelle ou intra-utérine étant admissible, quoique rare ; et la contagion familiale se combinant, dans un rapport variable, avec l'aptitude héréditaire). Nous rapporterons les résultats de quelques enquêtes faites dans des familles d'enfants hospitalisés à l'Hospice Thierry, à Maxéville. Ces statistiques, et d'autres, citées par nous, feront ressortir la fréquence des tuberculoses héréditaires.

Après avoir montré que le rejeton de tuberculeux paraît être, en effet, plus « tuberculisable », nous verrons qu'il est loin d'être, *ipso facto*, plus menacé dans son avenir. Bien au contraire, la tuberculose héréditaire paraît se rapprocher par divers caractères (tendance plus marquée à la latence, lenteur et torpidité de son évolution, quand elle se produit) des tuberculoses atténuées, et des scrofulo-tuberculoses en particulier. Peut-être même peut-on dire, non sans raison, que les tuberculoses atténuées sont, dans un certain nombre de cas, des tuberculoses mitigées par l'hérédité. C'est la doctrine professée par divers physiologistes ou cliniciens (Héricourt, Bouchard, Teissier (de Lyon), et reprise récemment par Calmette.

Ces données nous conduiront naturellement à dégager

les grandes lignes de la préservation antituberculeuse de l'enfance. Nous nous efforcerons de définir le but et le .fonctionnement des principales organisations de défense, que nous grouperons en regard des étapes de l'existence de l'enfant auxquelles elles répondent. Enfin, nous extrairons des documents consultés les idées qui doivent venir à l'esprit sur la question du choix d'une profession pour le prédisposé, et sur la question sociale par excellence : celle de son mariage.

CHAPITRE II

Les tuberculoses latentes

Généralités

On peut définir les tuberculoses latentes, des infections à bacilles de Koch dont les lésions minimes échappent à un examen clinique non prévenu, et qui sont compatibles avec une bonne santé apparente (Bezançon).

La tuberculose latente peut être *active*, contenir des bacilles vivants et virulents, et les sujets qui en sont atteints sont assimilables à des porteurs de germes ; — ou bien être *inactive*, guérie et cicatricielle.

Il résulte de nombreuses statistiques, que, avant l'âge de 3o ans, ce sont les formes actives qui prédominent. Les lésions qui y correspondent sont : les adhérences pleurales, surtout des sommets, les cicatrices des sommets, les tubercules enkystés, calcifiés ou caséeux.

Les tuberculoses latentes sont connues depuis longtemps. Natalis Guillot donnait 6o % de lésions tuberculeuses cicatrisées constatées aux autopsies des vieillards de l'Hospice de Bicêtre. Brouardel, à la Morgue, trouvait des cicatrices chez 5o % des individus de plus de 3o ans. Nægeli (de Zurich) découvre, sur 5oo autopsies,

75 à 96 % de tuberculeux, dont 22 à 23 % seulement de cas mortels.

Les investigations de GRANCHER sur les enfants des écoles parisiennes (1906) attirèrent l'attention sur la fréquence de ces lésions. 15 % de jeunes écoliers, en moyenne, furent reconnus atteints de lésions latentes. On sait les remarquables déductions que ce clinicien tira de ces constatations, qui aboutirent au dépistage précoce des prétuberculeux, à leur envoi à la campagne, en milieu sain, à une époque où ils ne sont pas encore contagieux, et sont, par contre, parfaitement curables.

GRANCHER et ses contemporains croyaient avoir découvert la première étape de l'invasion tuberculeuse dans les fines lésions des sommets pulmonaires. Il n'en est rien. De nombreuses recherches basées à la fois sur une observation clinique minutieuse, sur le contrôle nécropsique, sur l'observation radiologique, sur diverses épreuves de laboratoire, témoignent que les lésions du poumon, y compris la discrète ou torpide germination des sommets, sont un stade évolutif d'une affection déjà implantée. Il paraît établi que l'étape initiale se trouve dans le système lymphatique, et, en particulier, dans un groupe d'organes qui, par leur position, sont un carrefour de toute la lymphe circulante de l'économie : les ganglions médiastinaux (cœur lymphatique de Weleminsky).

On est allé plus loin. On a pensé que le bacille tuberculeux pouvait séjourner quelque temps dans l'organisme sans y édifier de lésions spécifiques. Cette période de latence absolue, qui correspond, sans doute, au temps d'incubation de la maladie, serait une étape de bacillose pure, non folliculaire. La présence de bacilles serait révélée par l'inoculation des ganglions à des animaux très sensibles, comme le cobaye (Loomis, Piccini). La proportion de porteurs latents de bacilles trouvés par ces auteurs à la suite d'autopsies d'individus qui n'étaient tuberculeux, ni cliniquement, ni anatomiquement, était de 26 % (Loomis), 42 % (Piccini). Cette « phtisie occulte » est incomplètement connue ; elle ne nous arrêtera pas.

En étudiant les tuberculoses latentes, nous avons surtout en vue les tuberculoses ganglionnaires médiastinales, qui sont les premières manifestations apparentes de l'infection bacillaire, et qui se retrouvent, avec une remarquable constance, à l'origine de toutes les évolutions aiguës ou chroniques.

Un fait est à retenir. Une lésion-souche uniforme, l'adénopathie médiastinale, se relève, comme point de départ, de manifestations si dissemblables cliniquement (scrofulo-tuberculose d'une part ; phtisie commune, granulie, méningite d'autre part) que ces groupes paraîtraient *a priori* faire figure de maladies tout à fait indépendantes.

Quelle est l'essence du déterminisme qui, plus tard, fera diverger une lésion initiale univoque dans des voies si diverses que : latence indéfinie, ou guérison ; ou évolution aiguë et mortelle ? C'est encore, M. le Professeur Haushalter nous le répète fréquemment, un des aspects mystérieux de la tuberculose. Certains faits cliniques paraissent cependant éclairer quelque peu ce problème.

Nous étudierons brièvement : la fréquence des tuberculoses latentes, quelques-unes de leurs formes, leurs signes généraux, leur pronostic.

Fréquence des tuberculoses latentes

Il n'y a pas d'évolution tuberculeuse aiguë, chez l'enfant, qui ne soit précédée de lésions ganglionnaires des hiles pulmonaires (loi de Bühl). Sur 78 enfants morts de tuberculose aiguë ou de méningite, MM. Haushalter et Frühinsholz ont trouvé 74 fois les ganglions du médiastin tuberculeux. D'autre part, chaque fois qu'on rencontre de la tuberculose en un point quelconque de l'organisme (viscères, séreuses, système osseux, etc.), il y a toujours, en même temps, des adénopathies médiastinées. M. le Professeur agrégé Fairize, récapitulant les constatations anatomiques faites par lui au cours de l'année 1911, déclare (Thèse Nancy) que, sur tous les enfants de o à 15 ans morts d'une tuberculose quelconque, il ne s'est pas trouvé un seul cas où les ganglions du hile étaient indemnes ; et il signale, dans tous les cas aigus, l'existence constante de ganglions caséifiés, partiellement ou totalement.

Les tuberculoses latentes peuvent être décelées de différentes façons :

1° Par les constatations anatomiques faites, après décès, sur des sujets ayant succombé à des affections quelconques, la tuberculose comprise. Ces examens peuvent être corroborés par inoculations, à des animaux réceptifs, d'extraits d'organes suspects (ganglions, etc.).

2° Par les réactions biologiques (cuti-réaction, intra-dermo-réaction, séro-agglutination).

3° Par les examens radiologiques ;

4° Par l'examen clinique, seul, ou contrôlé par l'un oü l'autre des moyens précédents.

Nous citerons quelques statistiques recueillies chez des auteurs qui ont eu recours, suivant les cas, à l'un ou l'autre de ces procédés. Nous obtiendrons ainsi une idée, non seulement de la fréquence, mais aussi de la marche de la tuberculose latente du jeune âge.

A) *Relevés statistiques faits aux autopsies.* — Ganghofer, sur 1.800 enfants de 2 à 8 ans morts d'autres maladies, trouve 450 cas de tuberculose, soit 25 %.

Queyrat relève 31,4 % de tuberculoses latentes sur des cadavres d'enfants ; Landouzy, 30,5 %. Babès (de Buda-Pesth), en 1887, note des ganglions tuberculeux chez plus de la moitié des enfants ayant succombé à toutes sortes de maladies (65 fois des foyers tuberculeux sur une totalité de 93 sujets, alors que 10 à 11 seulement avaient succombé à la tuberculose).

Hamburger et Sluka rencontrent 40 % de tuberculoses latentes sur 401 cadavres d'enfants de 0 à 16 ans.

Sur 604 enfants de 0 à 2 ans décédés à la Clinique Infantile à Nancy (service de M. le Professeur Haushalter), Malleterre (Thèse Nancy, 1905) trouve des lésions tuberculeuses chez 20,8 % d'entre eux, alors que 177 seulement (soit 12,7 %) sont morts de tuberculose.

Il est intéressant d'établir comment se modifie cette fréquence à partir de la naissance.

Sur 1.014 autopsies d'enfants âgés de 0 à 2 ans, Comby en trouve 258, soit 25 % tuberculeux, qui se répartissent comme suit, d'après l'âge :

De o à 3 mois, moins de........ 2 %
— 3 à 6   —   .... 18 %
— 6 à 12   —   .... 27 %
— 1 à 2 ans   —   .... 43 %

Avant 1 an, BINSWANGER (1906) donne une moyenne de 6,8 % de tuberculoses :

De o à 3 mois.................. 2,2 %
— 4 à 6   —   .... 8,4 %
— 7 à 12   —   .... 8,8 %

Il note que la tuberculose n'a été latente que dans 3 cas sur 36. De ces chiffres, concordants dans leur ensemble, se dégagent des conclusions importantes :

1° La tuberculose est très rare dans les premiers mois de la vie ; et, en particulier, en deça de 3 mois, elle est exceptionnelle. Ce fait, joint à la très grande rareté des tuberculoses congénitales chez le fœtus à terme, tend à prouver que la contagion est la cause de la tuberculisation du jeune enfant. D'autre part, la fréquence de l'infection tuberculeuse chez ce dernier croît régulièrement avec l'âge, c'est-à-dire à mesure que se multiplient, avec les contacts extérieurs, les risques de contamination.

D'autre part encore, la tuberculose constatée à l'autopsie du sujet qui a moins d'un an a presque toujours été la cause de sa mort. Les tuberculoses du très jeune enfant sont, le plus souvent, mortelles. Par suite, les tuberculoses latentes ou guéries du jeune homme ou de l'adulte ont leur source et leur origine dans des infections postérieures aux débuts immédiats de la vie. Il y aura, en conséquence, un grand intérêt, au point de vue prophylactique, à soustraire le nourrisson à tout risque de contagion. Cet intérêt sera d'autant plus pressant que le nourrisson, plus jeune, sera moins armé défensivement.

Citons encore quelques chiffres. D'Espine indique 7 à 8 % de tuberculoses pour la première année, et note aussi que l'affection est exceptionnelle avant 3 mois.

Küss, sur 100 autopsies d'enfants, relève :

De 0 à 1 an....... 5 % de tuberculeux.
— 1 à 2 —...... 24 % —
— 2 à 4 —...... 40 % —

Benjamin et Sluka donnent des chiffres presque identiques (6 % de 0 à 3 mois ; 17 % de 3 à 6 ; 22 % de 6 à 12 ; 42 % de 1 à 2 ans).

En faisant le pourcentage des lésions trouvées aux autopsies d'enfants ayant succombé à la suite d'accidents ou d'opérations, Hamburger et Sluka, dans une autre statistique, notent une fréquence de 21 % chez des enfants de 0 à 16 ans. Sur 32 cas examinés, l'adénopathie est notée 31 fois. Dans 12 cas, il y a de légères lésions tuberculeuses des poumons.

Sur 171 enfants de 3 semaines à 12 ans, morts d'affections diverses, Ungermann (1912) a recherché la tuberculose par l'examen microscopique (recherche des bacilles dans les ganglions) et par les inoculations. Le bacille tuberculeux a pu être décelé dans 22,8 % des cas sur les 171 enfants. Chez les 14 enfants morts dans les deux premiers mois de la vie, il n'a jamais été trouvé de tuberculoses ganglionnaires, ni de bacilles. Du 2ᵉ au 6ᵉ mois, on a trouvé le bacille dans 10,52 % des cas ; 23,06 % de 6 à 12 mois ; 35,5 % dans la 2ᵉ année ; 38,18 % dans la 3ᵉ année. Puis la proportion baisse un peu : 33,3 % de la 4ᵉ à la 5ᵉ ; 23,8 % de la 6ᵉ à la 10ᵉ. L'existence de bacilles

dans des ganglions macroscopiquement sains n'est notée
que dans 2,34 % des cas.

Nous ne saurions, enfin, passer sous silence les résultats des consciencieuses investigations de Nægeli (de
Zurich) publiées en 1900, et analysées dans la thèse de
M. le Professeur agrégé Fairize. Sur 500 cadavres, cet
auteur a recherché systématiquement les lésions tuberculeuses de toutes natures. Dans ce chiffre sont comprises
88 nécropsies d'enfants parmi lesquels 15 tuberculeux
ont été reconnus (17 %). Nægeli distingue : 1° des *formes
latentes actives*, qui n'avaient pas été causes de la mort,
qui étaient susceptibles de guérison, mais étaient, néan-
moins, virulentes (ce sont les adénopathies bronchiques,
uni ou bilatérales, simples ou associées à des lésions pulmonaires) ; 2° des formes *latentes inactives*, représentées
par les cicatrices, les indurations feuilletées, les concré-
tions calcaires ganglionnaires ou pulmonaires. Ce sont,
à proprement parler, des tuberculoses éteintes, guéries ;
aboutissement favorable des formes précédentes ; 3° les
formes mortelles.

Voyons quelques chiffres :

Nægeli observe, en cas *latents actifs* :

De   o à   5 ans, une proportion de   o   %
—   5 à   9   —   8,23 %
—   9 à 17   —   23,07 %
—   18 à 3o   —   62   %

La proportion baisse ensuite et reste sensiblement étale
à l'âge moyen et jusqu'à la vieillesse.

Juxtaposons à ce tableau celui des cas latents inactifs,
ou tuberculoses guéries.

Nægeli observe, en cas *latents inactifs* :

De o à 9 ans, une proportion de o   %
— 9 à 17   —   7,69 %
— 18 à 3o   —   33   %

La proportion augmente ensuite régulièrement de façon à demeurer sensiblement étale à l'âge moyen et jusqu'à la vieillesse.

Retenons les constatations suivantes de l'auteur :

1° La coexistence fréquente de lésions cicatrisées avec des formes mortelles ou latentes actives, ce qui démontre la transformation possible de ces dernières dans l'une ou l'autre des premières formes ;

2° L'absence de lésions chez les enfants de moins d'un an ;

3° La présence, dans tous les cas de tuberculoses en activité ou éteintes, de lésions des ganglions trachéo-bronchiques ;

4° La décroissance, avec l'âge, du nombre des cas mortels.

B) *Relevés statistiques établis d'après des épreuves biologiques.* — Les réactions à la tuberculine sont d'une extrême sensibilité. Maragliano, en 1896, attirait l'attention sur leur importance en vue du diagnostic des tuberculoses latentes et atténuées, et des formes, en général, qui n'avaient été décelées sûrement jusque-là que par l'anatomie pathologique. « Chez tout homme qui réagit à la tuberculine, nous conclurons, déclare Beck, en 1899, à la présence d'un foyer tuberculeux, même très petit, soit dans un ganglion bronchique, soit dans un nodule du poumon ou d'un autre organe, qui se soustrait à l'examen physique.

Par la cuti-réaction, von Pirquet indique les proportions suivantes de résultats positifs :

De 0 à 1 an, dans......   5 % des cas.
— 1 à 2   —   ......   14 %   —
— 2 à 3   —   ......   33 %   —
— 3 à 4   —   ......   38 %   —
— 5 à 6   —   ......   35 %   —
A 16 ans, dans...........   80 %   —

Par l'intra-dermo-réaction, Lemaire et Mantoux donnent les pourcentages ci-après de réagissants :

De 1 à 2 ans.....................   14 %
Avant   3 —.....................   51 %
De 4 à 7 —.....................   66 %
— 7 à 15 —.....................   84 %

A la Clinique Infantile des Enfants Malades, Paisseau et Texier trouvent cette même réaction positive dans : 7,7 % des cas de 0 à 3 mois, 21 % de 3 mois à 2 ans.

Sur 74 nourrissons d'une crèche, Mettetal, élève de Comby (Thèse 1900) trouve 36 réagissants. Sur ces 36 sujets, l'autopsie a pu être faite 12 fois ; et chaque fois, sans exception, on a relevé des lésions tuberculeuses actives ou latentes (granulie, caséifications, ganglions). Dans 6 autres autopsies d'enfants qui n'avaient pas réagi, la tuberculose manquait.

Par le même procédé encore, Kossel relève 40 % de tuberculoses latentes de 1 à 10 ans.

Voici maintenant quelques observations qui font ressortir le rôle de la contagion familiale dans la contamination du jeune enfant.

Sur un lot de 80 enfants du service du Biberon, à l'Hôpital de la Conception, à Marseille, service où sont recueillis les enfants de père et mère inconnus, qui ont été déposés à la Crèche quelques jours, voire quelques heures après la naissance, aucun d'entre eux n'a réagi positivement à la tuberculine (thèse Duval, Montpellier; 1910). Si l'on songe que ces enfants, issus du hasard, sont tarés à l'origine et probablement entachés, en grand nombre, d'hérédité tuberculeuse, on peut soupçonner, dès maintenant, la valeur prophylactique d'une mesure dont l'application est aujourd'hui à l'étude : l'éviction précoce du foyer familial contaminé des nourrissons issus de parents tuberculeux. Ces observations sont à rapprocher de constatations faites par Comby, Hutinel, à Paris ; Epstein, à Prague, et d'autres, qui signalent uniformément la rareté assez inattendue de la tuberculose parmi les jeunes pensionnaires d'hospices d'enfants assistés, ayant été abandonnés dès leur tout jeune âge.

Après 15 ans, la plupart des sujets réagissent positivement à la tuberculine (88 % de cuti-réactions positives, d'après les résultats de Grysez, Letulle et Calmette, à Lille).

Un grand nombre de tuberculoses latentes ont donc été contractées dans l'enfance. Elles restent souvent compatibles avec un bon état de santé ; et on peut les retrouver, tout à fait inopinément, dans des lots d'adultes ; de jeunes gens, même sélectionnés, comme des contingents de jeunes recrues. C'est ainsi que Franz, à Vienne, après tuberculisation de 400 soldats bosniaques reconnus sains à leur incorporation, trouvait 61 % d'entre eux qui réagissaient positivement. En France, Boisson et Courmont, de Lyon, en 1900, expérimentant par la séro-agglutination sur 102 cavaliers d'un régiment de cuirassiers, trouvaient une réaction positive chez 42,1 % des sujets examinés.

Le rôle de la contagion familiale est encore bien mis en évidence par d'intéressantes observations d'OVERLAND et DETHLOFF. Ces auteurs, faisant une enquête sur 843 enfants de la ville et de la campagne, voient le pourcentage des réactions positives s'élever de 7 à 14 ans, de 29 à 51 % ; et ils notent que, dans les familles d'enfants à réaction positive, les cas de tuberculose sont 4 fois plus élevés que dans les autres familles. DETHLOFF remarque également que, dans les familles où il y a de la tuberculose, les enfants sont presque tous *infectés dès l'âge de deux ans.*

C) *Relevés statistiques basés plus spécialement sur l'examen radiologique.* — Les procédés radiologiques, qui sont d'utilisation plus récente, visent à la découverte des tuberculoses latentes dans leurs foyers les plus habituels (ganglions médiastinaux et poumons). Ces lésions, dans un certain nombre de cas, sont également accessibles à l'exploration clinique.

ROUX et JOSSERAND ont combiné ces deux procédés d'examen ; la radioscopie complétant la clinique dans les cas douteux. Sur 588 enfants de 0 à 15 ans, examinés à Cannes, et appartenant à l'Œuvre du Bon Lait, 263, soit 44 %, ont été trouvés tuberculeux. Ils se décomposaient comme suit :

119, soit 20 %, ayant des ganglions gros ou demi-gros, qui fournissaient également des signes cliniques. Ces sujets avaient toujours, en même temps, des lésions pulmonaires,

144, soit 24 %, ayant des ganglions bronchiques petits, avec sommets anormaux.

Ces auteurs établissent le pourcentage ci-après, suivant l'âge :

De o à 1 an..........	10,6 % de tuberculoses latentes.
— 1 an à 20 mois....	15 %	—
A 2 ans............	60 %	—
De 3 à 7 ans.......	58,2 %	—
— 8 à 12 —	38,6 %	—
A 15 ans...........	27 %	

Remarquons, de 2 à 7 ans, un plateau de fréquence assez élevé. C'est aussi l'âge où on observe volontiers des formes rapides de tuberculose. La courbe de la méningite tuberculeuse y aurait son maximum (RILLIET et BARTHEZ, MÉRY, etc.). Le fléchissement qui s'observe ensuite pourrait, pour une part, être attribué aux éliminations par évolution mortelle, et aussi aux guérisons, par atrophie ou scléroses ganglio-viscérales. « Chez ceux qui ne sont pas guéris à 15 ans, la tuberculose s'est spécialisée. Elle devient viscérale, suivant des causes pathologiques variables. Ces causes ne sont actives que chez les 27 % d'enfants non guéris à 15 ans. » (ROUX et JOSSERAND.)

Signes des tuberculoses latentes

Ce qui caractérise les tuberculoses latentes, avons-nous dit, c'est l'effacement de leurs signes ; et surtout, une faible tendance naturelle à évoluer. Beaucoup s'arrêtent au stade de la lésion ganglionnaire initiale, et guérissent sur place. Si elles s'étendent, elles provoquent plutôt des lésions réactionnelles banales, de simple voisinage. Les phénomènes septiques, infectieux sont réduits au minimum. La forme la plus commune est, nous l'avons vu, la tuberculose des ganglions médiastinaux qui s'observe, en moyenne, suivant les milieux, dans la proportion de 1 fois sur 3 à 1 fois sur 2.

A certaines des manifestations que nous y rattacherons, conviendrait plus exactement la dénomination de tuberculoses torpides. C'est le cas de certaines pleurésies latentes, sèches ou avec épanchement ; de certaines péritonites de l'adolescence, ascétiques ou exsudatives plastiques ; de certaines atteintes viscérales sans tendance évolutive (tuberculoses pulmonaires abortives de Bard, tuberculoses encéphalitiques latentes) ; et enfin, le groupe autonome des scrofulo-tuberculoses. Toutes ces affections ont une allure lente et sont un peu infectantes. Certains disent même qu'elles tendent à l'immunisation.

Il n'entre pas dans nos vues de décrire les signes physiques de l'adénopathie bronchique, qui ont été exposés bien des fois (voir notamment la thèse de M. le Professeur agrégé FAIRIZE). Nous nous arrêterons aux troubles généraux, et aux principaux signes fonctionnels qui permettent de soupçonner, chez un enfant, sous les dehors d'une santé satisfaisante, l'existence d'une infection bacillaire torpide.

Dans certains cas, rien ne permet, *a priori*, de la supposer. D'ailleurs, les champs d'observation et de recherches habituels de ces lésions (crèches, groupes scolaires, milieux militaires, hospices d'enfants) indiquent suffisamment le caractère fortuit de leur découverte.

Souvent, des manifestations de l'habitus extérieur, certains troubles dystrophiques attirent l'attention.

Habitus. Aspect général. — « Ce sont, dit Hutinel, des enfants qui donnent l'impression d'être malingres, qui paraissent avoir deux ou trois années de moins que leur âge. Les membres sont grêles, la musculature est peu développée ; la peau est sèche et mal nourrie ; les téguments sont pâles, les muqueuses un peu décolorées. Les cils sont longs ; le système pileux est trop développé. Les yeux sont légèrement cernés, l'apparence de la physionomie est souffreteuse. » Ce type infantile est incontestablement très répandu dans les milieux ouvriers, dans les quartiers populeux des villes. Nous l'avons fréquemment rencontré chez les enfants examinés à Maxéville. Il se rencontre chez des sujets tarés héréditairement (fils d'alcooliques, enfants nés et élevés dans de mauvaises conditions d'hygiène, telles que encombrement, misère, illégitimité). Il est logique d'attribuer à la tuberculose qui est l'apanage fréquent de ces milieux, une part dans la constitution de ce type. Il n'est pas rare, par ailleurs, de rencontrer certains des caractères sus-énoncés chez de très jeunes enfants, issus de tuberculeux notoires (pilosités, sclérotiques bleues, pupilles dilatées). Nous l'avons constaté également. D'aucuns ont fait de ces signes, quand ils sont précoces, des attributs d'hérédo-tuberculose.

Il y aurait, chez le prédisposé, des troubles de la nutrition organique, caractérisés par la déminéralisation phosphatique excessive, par l'augmentation des gaz de la respiration (Robin).

Microadénies. — On note souvent, chez le jeune tuberculeux latent, des adénites multiples, disséminées. Ce sont de petits groupes ganglionnaires, à éléments lenticulaires, mobiles et indolents. On les trouve aux régions carotidiennes, aux aisselles, aux aines. Cette « micropoly-adénopathie » s'observe principalement chez des sujets qui font des bacilloses latentes à tendance chronique. Leur fréquence justifierait l'opinion d'après laquelle, à son origine, l'infection tuberculeuse atteint d'abord le système lymphatique, avant de se systématiser sur un appareil, l'appareil respiratoire par exemple.

Circulation préthoracique. — On sait en quoi consiste la circulation veineuse préthoracique. On observe, aux régions pectorales, un lacis veineux dont les réseaux peuvent s'étendre jusqu'aux régions deltoïdiennes, d'un ou des deux côtés. Les dessins ont une teinte azurée qui peut foncer et aller jusqu'à l'indigo. Ils se détachent sur une peau souvent fine et diaphane. Ce signe, décrit par BARÉTY, en 1874, est lié, d'après l'auteur, à la présence de ganglions dans le médiastin. Il s'agirait, le plus souvent, du groupe prétrachéo-bronchique droit hypertrophié, en rapport direct avec la grande veine azygos. Ce vaisseau étant comprimé, il en résulterait une gêne dans l'évacuation des veines intercostales, et une circulation supplémentaire de la paroi thoracique. Cependant, de l'aveu même de BARÉTY, la compression de l'azygos n'a n'a été que très rarement constatée aux autopsies de sujets porteurs même de grosses adénopathies médiastinales. Nous avons nous-même constaté ce signe, même marqué, chez de jeunes sujets qui n'offraient pas de signes cliniques de grosses adénopathies. Nous citerons l'opinion de BÜY (de Clermont-Ferrand) et de CANY, pour qui la gêne de la circulation de retour du thorax tient plutôt à un état de parésie des muscles intercostaux internes, à l'intérieur desquels cheminent artères et veines intercostales,

Les jeunes prédisposés ont fréquemment un thorax paralytique, plus ou moins déformé et aplati à son extrémité supérieure, avec faible ampliation respiratoire. L'insuffisance du « jeu de soufflet » de la musculature thoracique favoriserait la stagnation dans les vaisseaux pariétaux.

Comme autre trouble circulatoire, notons une tendance à la cyanose des extrémités, avec refroidissement, parésie vaso-motrice. Cette cyanose est plus marquée en hiver ; elle s'exagère quand le sujet est resté quelque temps immobile. Elle acquiert toute son intensité chez le scrofuleux.

Altérations de la peau et de ses annexes. — Nous avons déjà parlé des modifications du système pileux (cils, sourcils, pilosités aberrantes). Chez des enfants déjà grands, on signale un changement de la teinte de la chevelure, des cheveux châtains deviennent roussâtres, ou prenant des reflets dorés. Certains auteurs ont fait de l'*érythrisme* (LANDOUZY) ; et surtout, de l'érythrisme partiel de l'adulte (DELPEUCH), un stigmate de tuberculose. Citons aussi un état kératosique de la peau, qui est souvent sèche et grenue à la face antéro-externe des bras. On a voulu voir, dans certains états ichthyosiques ; dans des psoriasis rebelles de l'enfant, des signes de tuberculisation incipiente.

Déséquilibre thermique. — L'instabilité thermique est signe souvent noté, et dont les parents constatent facilement l'existence. Il s'agit d'enfants qui font de petits accès de fièvre chaque fois qu'ils sont fatigués. La température monte à 38° le soir, vers 4 heures, fièvre de 12 heures de durée à peine, oubliée au réveil le lendemain. À cette fièvre se joignent, en général, des maux de tête légers, mais fréquents. Cette fièvre est dénommée : fièvre éphémère, fièvre ganglionnaire (HÉRICOURT). Ou bien, elle apparaît à la suite d'une marche; et cette élévation thermique qui ne dépasse pas 5 à 6 dixièmes de degré, disparaît après une heure de repos (DAREMBERG). Le thermomètre monte, d'autres fois, à l'occasion de causes très banales (légère fatigue, émotion, attention soutenue ; simple variation de la température extérieure). L'enfant peut aussi présenter un état subfébrile à peu près constant, avec appétit diminué.

Pour expliquer ces élévations thermiques, on admet que les poisons créés par le surmenage agissent comme la tuberculine elle-même. Qu'une dose de tuberculine soit ajoutée à celle qui imprègne déjà l'organisme, mais que celui-ci tolère, alors la réaction fébrile apparaît. Ne connaît-on pas chez le soldat une affection courante, sur laquelle on a souvent discuté, et qui ressemble, à certains égards, à cette fièvre des bacillisés latents ? Il s'agit de la courbature fébrile, observée particulièrement chez les jeunes recrues, qui apparaît brusquement, aussi éphémère que soudaine, à l'occasion des fatigues de l'entraînement, à la suite des marches.

Troubles fonctionnels de voisinage. — On note parfois des troubles fonctionnels qui sont en rapport avec la localisation tuberculeuse. Signalons les accès de toux quinteuse, coqueluchoïde, paraissant liés à une compression des récurrents par des ganglions hypertrophiés, et qui se distinguent de la coqueluche vraie parce que la reprise sifflante manque ordinairement ou est moins nette, et parce qu'ils ne sont suivis ni d'expectoration filante, ni de vomissements. On peut avoir des pseudo-asthmes (asthme catharral, asthme ganglionnaire de Joal). Cet asthme donne les signes physiques d'une bronchite sèche avec sibilances ; et il est parfois précurseur d'une tuberculisation pulmonaire (Hutinel).

Poussées congestives viscérales. — La facilité des poussées congestives respiratoires s'observe chez les jeunes tuberculeux latents. Sans parler de cette curieuse affection qu'est la spléno-pneumonie pseudo-pleurétique, qui semble être (M. Haushalter nous l'a fait remarquer) une réaction congestive active autour d'un foyer tuberculeux latent ; peut-être même une réaction autour du chancre initial d'inoculation, mentionnons l'extrême fréquence des bronchites chez les jeunes tuberculeux latents et chez les hérédo-tuberculeux. Ce sont des rhumes à retour périodique, à la fin de l'hiver, au printemps, ou qui n'ont pas de cause occasionnelle connue, et à l'examen desquels on découvre les signes de grosses adénopathies hilaires. Les signes physiques en sont parfois bruyants, ils consistent en râles-frottements diffus, abondants, avec une température de 38 à 39° ; le tout, sans dyspnée, sans altération appréciable de l'état général. Ces états se dissipent au bout de quelques jours, et laissent seulement le sujet un peu affaibli.

Vers la puberté, à une des époques de l'existence où la croissance est à son maximum, il n'est pas rare que ces sujets se plaignent d'une fatigabilité insolite ; qu'ils aient une tendance à la lordose d'attitude, au détachement des omoplates. En examinant leurs urines, on relève des poussées intermittentes d'albuminurie (dénommées, suivant les cas, albuminuries intermittentes cycliques, orthostatiques, digestives, prétuberculeuses).

Les fragilités d'organes (peau, poumons, reins) sont l'expression d'une débilité constitutionnelle : on les rencontre, avec une fréquence incontestable, chez les prédisposés tuberculeux, héréditaires ou non.

Hypertrophies amygdaliennes. — L'hypertrophie amygdalienne, comme de tout le tissu adénoïdien, en général, serait noté comme une manifestation de tuberculose atténuée (Dieulafoy, Trautmann). Ce pourrait être une étape d'une tuberculose en marche vers des ganglions de plus en plus profonds.

Quelques types de tuberculoses latentes

1. *Tuberculose des ganglions médiastinaux.* — L'adénopathie trachéo-bronchique constitue la forme la plus courante des tuberculoses latentes. Les bacilloses torpides, même moins circonscrites, ont toujours commencé par faire le siège des ganglions du médiastin.

2. *Tuberculose ganglio-pulmonaire.* — A cette adénopathie s'associe fréquemment, chez l'enfant, et surtout chez l'adolescent, une tuberculose latente des sommets pulmonaires. Ces dernières lésions sont uni ou bilatérales. Quand elles sont bilatérales, elles prédominent toujours d'un côté.

A la radioscopie, nous avons souvent observé les images ci-après : ombres ganglionnaires aux hiles, traînées grisâtres partant de ceux-ci et s'irradiant dans les poumons, surtout vers les sommets. On suit ces tractus, particulièrement en avant, sous les clavicules. Les sujets qui offrent ces images présentent invariablement des modifications du son de percussion (son bref, à tonalité élevée, ou submatité), de la diminution de la respiration, de la résonance de la voix.

Il résulte d'une étude de 5oo dossiers d'enfants suivis par Leroux au dispensaire Furtado-Heine, pour lesquels l'examen clinique et l'examen radiologique étaient menés de front :

1° Que la tuberculose ganglionnaire est l'apanage des tout petits, depuis le nourrisson jusqu'à 8 et 10 ans ;

2° Que la tuberculose pulmonaire est réservée aux plus âgés, et présente son maximum de fréquence de 12 à 15 ans ;

3° Que la tuberculose ganglio-pulmonaire tient le milieu, et qu'elle est l'aboutissant des deux premières formes.

Il est des cas où les lésions sont plus diffuses, plus avancées ; où elles vont jusqu'au ramollissement, jusqu'à la transformation cavernulaire, tout en gardant, malgré cela, un absolu caractère de latence. L'état général de ces « tuberculeux ambulatoires » est satisfaisant, ils n'accusent pas de troubles fonctionnels appréciables. Peut-être des investigations thermométriques suivies révéleräientelles, de loin en loin, chez ces sujets, des poussées fébriles à intermittences variables. L'examen physique local, contrôlé par les rayons X, décèle des lésions parfois étendues, de nature fibro-caséeuse généralement. Nous avons observé de ces formes à la Clinique Infantile et à l'Hospice Thierry : plusieurs fois, M. le Professeur Haushalter nous a fait remarquer que les sujets qui en étaient porteurs, étaient, en même temps, des hérédo-syphilitiques.

3. *Tuberculoses latentes des séreuses.* — Il est certaines pleurésies avec épanchement, ou certaines pleurésies sèches qui sont absolument latentes (Landouzy, Kelsch). Il s'agit de lésions durables, qu'on retrouve après des mois, des années, et qui ne se sont guère révélées que par des signes physiques. Elles sont souvent bilatérales, mais prédominent d'un côté. Les signes physiques sont : une matité en forme de dôme, de bande, qui remonte sur la ligne axillaire, avec, à ce niveau, une diminution de la respiration. Il y a toujours des signes d'adénopathie des hiles. Ces pleurésies peuvent se résorber à la longue.

Dans quelques cas, on constate, de façon concomitante, ou postérieurement, les signes d'une péritonite plastique, avec petit exsudat. Ce syndrome (pleuro-péritonite bacillaire) correspond à une forme de bacillose très atténuée.

4. *Tuberculoses latentes viscérales extra-pulmonaires.* — Peut-être peut-on ranger dans ce groupe certains tubercules encéphaliques (tubercules cérébraux, tubercules solitaires du cervelet). Ces lésions peuvent être découvertes, tout à fait incidemment, à l'autopsie d'individus chez qui elles n'avaient pas été soupçonnées. D'autres fois, quand elles s'entourent d'une symptomatologie pendant la vie, cette symptomatologie n'est pas tuberculeuse. Ce sont des signes de voisinage, des irritations locales comparables à celles que déterminerait une tumeur quelconque. Si on songe que le bacille qui provoque ces lésions est le même qui peut déchaîner la terrible méningite tuberculeuse, on ne peut pas s'empêcher

de penser qu'il se produit ici un processus clinique absolument différent. (Nous citerons plus loin une observation recueillie dans le service de M. le Professeur HAUSHALTER, où le diagnostic de lésion tuberculeuse de la base de l'encéphale peut être admis avec vraisemblance.)

5. *Scrofulo-tuberculoses.* — Les scrofulo-tuberculoses méritent une place à part dans cette énumération. Elles sont le prototype des tuberculoses torpides. On peut dire qu'elles conservent à peu près indéfiniment, malgré leur diversité, ces caractères de torpidité et de chronicité. Quelques types morphologiques émergent de la grande variété de leurs formes :

a) Les adénopathies superficielles, uniques ou multiples (cervicale, sous-maxillaire, parotidienne, inguinale, etc.), avec prédilection pour les territoires faciaux ;

b) Des lésions des extrémités. Celles-ci sont polymorphes. Elles peuvent être superficielles (engelures chroniques, ulcérations) ou atteindre le segment de membre dans sa profondeur, déterminer des ostéites, avec suppurations interminables ; aller même jusqu'à la nécrose et la mutilation spontanée (spina ventosa, dactylites). Cette forme de scrofule dure parfois de longues années, elle quitte une extrémité pour s'attaquer à une autre. L'état général du sujet peut rester très satisfaisant, au moins aussi longtemps que la suppuration n'a pas ouvert la porte à des infections secondaires. Les enfants, les jeunes gens, qui sont porteurs de ces lésions ont communément ce facies florissant qui est spécial aux scrofuleux : visage fleuri, peau fouettée, lèvres vermeilles. « Masquez la lésion avec la main, nous dit souvent M. HAUSHALTER, et l'enfant, non seulement paraît bien portant, mais il offre un ai rprospère, une physionomie épanouie. »

c) Des lésions plus spécialement cutanées (gommes scrofuleuses, lupus, tuberculose verruqueuse, lichen scrofulosorum).

Toutes ces lésions évoluent longtemps sur place. Elles ont une médiocre tendance à la généralisation (WEILL). Quelle est la pathogénie des scrofulo-tuberculoses ? S'agit-il d'infections par des bacilles tuberculeux peu nombreux ? (NOCARD). Ou bien le virus est-il primitivement atténué ? (ARLOING). La cause de cette atténuation réside-t-elle dans une résistance particulière de l'organsime ? Il pourrait, alors, s'agir d'une résistance locale, en rapport avec le mode initial de pénétration du vrius. Ce dernier, suivant qu'il serait introduit par voie cutanée, par voie bucco-pharyngée, pulmonaire ou intestinale, acquerrait des aptitudes morbigènes différentes. Ne sait-on pas, par exemple, que d'autres affections, telles que le charbon, la morve, suivant qu'elles sont inoculées par voie cutanée, ou digestive, ou pulmonaire, déterminent, dans un cas, les manifestations localisées de la pustule maligne et du farcin ; et créent, dans d'autres cas, des affections aiguës et des septicémies ?

On peut penser, à côté de cela, que la résistance spéciale de l'organisme au virus tuberculeux est liée à un état diathésique, à une constitution organique.

HAMEAU, d'Arcachon (1894) a bien mis en lumière l'existence de tuberculoses atténuées chez certains individus, dans certaines familles. Il note que les évolutions tuberculeuses ralenties s'observent chez les descendants de tuberculeux, et que ces évolutions ont des caractères généraux qui les apparentent aux évolutions scrofuleusse.

Héricourt déclare également que les formes scrofuleuses des lésions bacillaires s'observent, de préférence, dans les familles de tuberculeux.

Au même titre que les hérédo-tuberculeux, les sujets qui ont été atteints de lésions scrofuleuses dans leur enfance paraissent présenter une immunité toute particulière à l'égard des formes évolutives. Marfan (1886) a mis en lumière cet antagonisme, en ce qui concerne les sujets guéris de lupus ou d'écrouelles. Il a rassemblé 242 observations d'écrouelleux guéris. 215 fois, la phtisie pulmonaire était absente ; elle existait 27 fois. En limitant ses constatations aux anciens écrouelleux qui avaient guéri avant l'âge de 15 ans, on ne trouvait plus, par la suite, qu'un phtisique sur 200. « Cette proportion est remarquable, si 'lon songe que, sur 200 malades ou écrouelleux pris au hasard, on trouve, d'après les statistiques, 40 phtisiques. Cette loi, vraie pour les écrouelles infantiles, ne l'est plus pour celles en voie d'évolution. » (Marfan.)

Evolution et pronostic des tuberculoses latentes

Quelles que soient leur base (anatomique, radiologique, clinique), les statistiques témoignent que l'infection tuberculeuse est de plus en plus fréquente avec l'âge. De 18 à 30 ans, d'après Nægeli, les cadavres d'individus présentent des lésions tuberculeuses dans 95 % des cas. Passé 30 ans, pas un seul cadavre d'homme n'en est exempt.

C'est donc au cours de la jeunesse et de l'enfance, et parfois dès le plus bas âge, que doit se faire la contamination tuberculeuse.

La maladie ne fait, en moyenne, que $1/6^e$ à $1/7^e$ de victimes chez l'adulte. On peut en induire que, chez un grand nombre de sujets, la graine tuberculeuse n'arrive jamais à maturité. Ces derniers représentant la phalange des tuberculeux latents ou des tuberculeux guéris. Les adénopathies médiastines représentant, par ailleurs, la première étape anatomo-clinique du processus bacillaire, c'est l'évolution de ces adénopathies qui conditionne en grande partie tout l'avenir de l'affection ; et, par suite, la destinée du sujet.

Trois types d'évolution peuvent être décrits (LEROUX) :

1° *Latence apparente plus ou moins longue* (tuber-. culoses latentes actives de NÆGELI). — Les lésions sont virulentes, mais sont cantonnées dans l'appareil lymphatique, qui les immobilise. Que surviennent des conditions qui modifient l'équilibre existant entre l'organisme et le bacille (mauvais hygiène, puberté, puerpéralité, maladies tuberculisantes, surinfection tuberculeuse) et la lésion qui était en marche lente vers la guérison se réveillera et gagnera des viscères, le poumon, en particulier. C'est vers l'âge de 10 à 15 ans, au moment de l'essor pubéral ; ou un peu plus tôt chez les filles (Alfred HESS) que cette extension extra-ganglionnairé tend à se réaliser.

2°. *Evolution.* — Celle-ci peut être aiguë (tuberculose miliaire aiguë, méningite), ou bien chronique et torpide (tuberculose ganglio-pulmonaire, scrofulo-tuberculose), ou revêtir la forme commune de l'adulte, ou encore les formes spéciales des tuberculoses chirurgicales (mal de Pott, coxalgie, tumeurs blanches, tuberculose génito-urinaire).

3° *Guérison.* — Il n'existe pas de signe qui permette

d'affirmer cliniquement qu'une tuberculose est éteinte. La guérison des adénopathies est établie par l'examen anatomique. On peut constater ou bien, que le tissu conjonctif s'est substitué au tissu lymphoïde, ou bien que le tissu mortifié du ganglion a subi une dégénérescence calcaire ;

Ou encore, que la coque du ganglion est constituée par un tissu fibreux épais contenant une matière caséeuse où les bacilles sont rares ou même absents. Sur une coupe, les lymphatiques sont obstrués (HUTINEL).

Les signes cliniques permettent parfois de suivre cette régression. Nous avons noté plusieurs fois, à Maxéville, comme faibles, des souffles interscapulaires que, plusieurs années auparavant, à l'entrée des jeunes sujets, on avait trouvés intenses et diffus. Il faut remarquer, d'ailleurs, que le processus de défense antituberculeuse de l'organisme évolue avec une lenteur très grande ; puisque c'est seulement à l'âge moyen de la vie, vers 30 ans, qu'on rencontre communément des lésions de guérison, tandis qu'on ne trouve, à l'autopsie, qu'une tuberculose inactive sur 15 enfants atteints de lésions ganglionnaires (NÆGELI).

Il est important de noter que l'âge est un important élément de pronostic de la tuberculose. Nous voulons dire qu'il n'est pas indifférent pour un sujet d'être contaminé plus ou moins tôt. Cette précocité plus ou moins grande de l'infection initiale contribue fortement à conditionner toute l'évolution de la maladie.

La tuberculose de l'enfant très jeune est particulièrement meurtrière ; elle est même habituellement mortelle dans les tout premiers mois. Les recherches de HAMBURGER et SLUKA, faites sur des cadavres, établissent, en effet, que, de 6 mois à 1 ans, la tuberculose est cause de la mort dans 75 % des cas ; dans 72 % entre 3 et 4 ans ; et dans 47 % seulement, entre 11 et 14 ans. Elle n'épargnerait aucun sujet de 0 à 6 mois, d'après les mêmes auteurs. HAHN donne le chiffre de 69 % de décès chez le nourrisson ; HUTINEL, une proportion de décès égale aux 4/5ᵉ. Elle est toujours fatale dans les 4 premiers mois (DE GANDT, 1906).

Citons encore les pourcentages de Mᵐᵉ MANTOUX :

AGE	MORTALITÉ
0 à 6 mois	75 %
6 à 12 —	54 %
12 à 18 —	40 %
18 à 24 —	20 %

De toutes façons, le pronostic ne dépend pas du volume des adénopathies. Les plus grosses déterminent plus souvent des troubles fonctionnels, tenant aux compressions nerveuses, vasculaires. Qu'elles soient volumineuses ou petites, elles peuvent subir la dégénérescence caséeuse, lésion qui paraît être l'origine des plus redoutables généralisations.

CHAPITRE III

Tuberculose et hérédité

Nature de l'hérédité tuberculeuse

L'hérédité tuberculeuse peut être conçue de deux façons :

1° *Hérédité de graine*. — Le bacille aurait été déposé dans les tissus embryonnaires ; il proviendrait d'un spermatozoïde ou d'un ovule infectés. Ou encore, la transmission du germe morbide s'accomplirait grâce aux connexions existant entre la mère et le fœtus au cours de la vie intra-utérine ; notamment par l'intermédiaire de la circulation placentaire. Hérédité conceptionnelle et hérédo-contagion intra-utérine : tels sont les deux modes possibles de l'hérédité parasitaire, encore appelée hérédité directe.

2° *Hérédité de terrain*. — Le produit a été impressionné, soit dès la conception, soit au cours du développement intra-utérin. Des produits toxiques, d'origine maternelle ou paternelle, imprègnent l'organisme fœtal, lui conférant des aptitudes pathologiques particulières : d'où la possibilité théorique d'une sensibilisation ou d'une résistance spécifiques (hérédité *homœomorphe*). Ou bien

encore, la tuberculose de l'ascendant, affection dystrophiante, a surtout agi en troublant profondément la
nutrition du fœtus ; et, comme ces perturbations frappent
un organisme en pleine formation, leur action se manifeste par des arrêts de développement, des malformations,
des lésions congénitales, qui préparent le terrain pour
leur compte (*hérédité hétéromorphe*).

Rôle de l'hérédité directe

Si la possibilité d'une tuberculose héréditaire directe a
pu être démontrée expérimentalement, sa constatation
clinique est une rareté.

Citons les expériences de LANDOUZY et MARTIN, qui fai-
saient des inoculations de sperme de cobayes tuberculeux
à des femelles saines, et qui obtenaient des résultats positifs 6 fois sur 16 essais.

BAUMGARTEN, puis MAFFUCCI, ont, de leur côté, inoculé
des œufs de poule avec des bacilles de tuberculose aviaire.
Une partie des œufs n'éclosaient pas. Ceux qui arrivaient
à maturation (1/2 d'après MAFFUCCI, 1/6ᵉ d'après BAUM-
GARTEN) donnaient naissance à des poussins chétifs et de
petite taille. Ces derniers succombaient le plus souvent,
et ils étaient trouvés tuberculeux à l'autopsie.

Cliniquement, la tuberculose congénitale est très rare ;
et cette rareté est à souligner, si on la met en parallèle
avec les nombreux tuberculeux qui procréent,, et avec les
non moins nombreuses femmes infectées qui deviennent
enceintes.

VIGNAL (1891), puis GRANCHER, STRAUSS (1895), BOLO-
GNÉSI, inoculèrent à des cobayes des fragments d'organes

d'enfants mort-nés, issus de phtisiques avancés, et jamais ces auteurs ne réussirent à infecter ces animaux.

Bien que l'attention des observateurs ait été tenue en éveil sur la possibilité d'une transmission héréditaire directe, D'ESPINE et PICOT ne pouvaient réunir que 8 cas de tuberculose congénitale dûment constatés chez l'homme.

AUCHÉ et CHAMBRELENT (1899), rassemblant tous les cas publiés et, en faisant la critique, ne trouvaient que 20 observations réellement probantes. PÉHU et CHARLIER (1908), reprenant ces observations, et y ajoutant tous les autres cas publiés depuis, en relevaient 35 au total. Ces auteurs n'admettaient que les recherches contrôlées par l'examen microscopique et l'inoculation. Comme cas héréditaires, ils ne retenaient que ceux de fœtus issus de mères phtisiques, et qui étaient mort-nés, ou avaient succombé peu après leur naissance. L'origine congénitale de la tuberculisation était démontrée par la constatation de granulations tuberculeuses dans les viscères du fœtus (foie, rate, etc.), ou par l'inoculation au cobaye de fragments d'organes, même non lésés apparemment. La transmission placentaire était mise en évidence par des lésions spécifiques de cet organe, ou par inoculation au cobaye de fragments placentaires, de sang des veines ombilicales.

Il est à remarquer que tous les fœtus reconnus congénitalement tuberculisés étaient âgés de plus de 3 mois. Ils étaient donc en communication directe avec leur mère par l'intermédiaire du placenta.

L'hérédité typique, ou de graine, peut donc être conceptionnelle ou par contagion intra-utérine, quoique ces deux modalités ne paraissent pas, jusqu'à présent, fréquemment établies.

Hérédité de terrain

L'hérédité réside-t-elle dans la transmission d'altérations organiques susceptibles de modifier la résistance du rejeton à l'égard d'une contagion bacillaire ? Sagit-il d'une hérédité hétéromorphe ou homœomorphe ? (HANOT.)

A) *Hérédité hétéromorphe.* — La tuberculose, surtout dans ses formes chroniques, trouble profondément la nutrition, et altère les échanges organiques. On conçoit que l'œuf, soit dès les stades initiaux de son développement, soit plus tard, puisse subir le contre-coup d'un pareil vice de nutrition, et qu'il en résulte des malformations congénitales, des arrêts de développement, des stigmates. L'influence dystrophiante d'une autre maladie transmissible héréditairement — la syphilis — est trop connue pour qu'on ne puisse mettre des actions analogues au compte de la tuberculose.

Les descendants de tuberculeux viennent fréquemment avant terme. Ceux qui sont viables sont souvent débiles. Ils offrent une prédisposition marquée à l'hypotrophie, au rachitisme (MARFAN).

On observerait des altérations congénitales ou précoces frappant l'appareil cardio-vasculaire (petitesse du cœur, étroitesse de l'aorte et des gros vaisseaux, rétrécissement congénital de l'artère pulmonaire, rétrécissement mitral pur., La tension artérielle serait diminuée (MARFAN). Le thorax, quand l'enfant se développe, reste étroit à sa partie inférieure, avec diminution de l'angle xiphoïdien, et il est souvent aplati en haut (TRUC).

L'évolution pubérale est retardée, chez les garçons comme chez les filles. Ils restent petits, malingres. Les seins ne se développent pas chez les filles, les garçons restent imberbes, ou acquièrent quelques attributs féminins (LORAIN).

On signale des troubles de nutrition de lapeau (pâleur grisâtre de la peau, et développement exagéré et aberrant du système pileux). Nous avons parlé déjà, chez les prédisposés, des sourcils fournis, des cils longs et bouclés, généralement très noirs. Les pilosités anormales qu'on rencontre fréquemment, chez les filles comme chez les garçons, consistent en touffes sur les joues, en fines toisons de la région cervico-dorsale et le long des gouttières vertébrales. Aux membres supérieurs, la localisation élective est à la face externe des bras. Ces attributs (longueur des poils, étroitesse de la poitrine), joints à la gracilité des membres, à la pâleur quelquefois diaphane de la peau, aux lacis veineux, à la douceur du regard, au cerne bleuâtre des yeux, constituent ce qu'on appelait autrefois le *tabidarum facies amabilis*.

Nombre de sujets offrant de ces altérations ou de ces stigmates sont certainement tuberculeux, et surtout tuberculeux latents. Le rôle de ces altérations à l'égard d'une évolution tuberculeuse tient peut-être aux modifications anatomo-physiologiques qu'elles entraînent. C'est ainsi que, parmi les malformations circulatoires qu'on considère souvent comme des manifestations dystrophiques hérédo-tuberculeuses, l'une sténose (sténose pulmonaire congénitale) apparaît comme prédisposante, tandis qu'une

autre (rétrécissement mitral pur) .serait plutôt immunisante.

B) *Hérédité homœomorphe.* — Rencontre-t-on chez le
descendant une aptitude spécifique à se tuberculiser ? On
a cherché les raisons de cette aptitude dans des modifications de la constitution chimique ou dans des altérations
biologiques.

Comme chez les prédisposés latents, ROBIN a signalé
chez les fils de tuberculeux une augmentation des échan- .
ges gazeux et une déminéralisation portant sur les sels
de chaux et de magnésie.

Les modifications biologiques ont été attribuées à une
imprégnation fœtale par des toxines tuberculeuses. C'est
ce qui résulterait d'expériences de CARRIÈRE (1901), qui
inoculait des cobayes mâles et femelles avec des produits
de distillation de cultures, ou des extraits de corps de
bacilles. « Les portées diminuent : les fœtus succombent
in utero, les petits meurent prématurément. Ceux qui
survivent sont petits et rabougris. D'autre part, les poisons tuberculeux injectés aux générateurs rendent les
descendants manifestement plus sensibles à la tuberculose. La sensibilité est plus grande chez les cobayes
provenant de père et mère imprégnés, moins grande si
la mère seule l'était, bien moins grande encore si le père
seul l'était. »

CHARRIN et ROGER ont montré, de même, que si on
inocule à une femelle, voire même à un mâle, des toxines
tuberculeuses, les produits naissent chétifs, rabougris, et
résistent mal aux infections.

Ces expériences tendent donc à établir l'existence d'une
hérédo-prédisposition chez les enfants de tuberculeux. Le

« terrain tuberculisable » résulterait donc d'une imprégnation spécifique originelle (LANDOUZY). L'hérédité
tuberculeuse serait une hérédité humorale.

CALMETTE la rejette. D'après lui : 1° la tuberculine est
un poison faiblement et lentement dialysable ; 2° les
nourrissons issus de mères tuberculeuses, mais non porteurs de lésions congénitales, y sont complètement insen-
sibles. D'autre part, DESCOS, à la Clinique du Professeur
WEILL, à Lyon (1902), a trouvé que les nouveaux-nés,
soit de souche tuberculeuse, soitnormaux, ont une séro-
réaction toujours négative vis-à-vis du bacille tuberculeux.

Il est utile de noter qu'il y a lieu de compter avec une
imprégnation toxique possible d'origine paternelle (expériences de CARRIÈRE, citées plus haut). Il faut noter aussi
que les substances toxiques élaborées par le bacille tuberculeux sont nombreuses, et que nous ne les connaissons
pas toutes.

Voici maintenant les résultats d'observations de FERRÉ
et BUARD (Congrès de la Tuberculose, 1905) qui cher-
chaient aussi à démontrer l'existence d'agglutinines spécifiques dans le sérum des fœtus issus de mères tuberculeuses. L'agglutination était trouvée positive 16 fois
seulement sur 25.

Ces faits paraissent établir que les rejetons de tuberculeux peuvent être impressionnés, dès leur naissance,
par des toxines tuberculeuses, et aussi par des produits
défensifs de réaction, d'où aptitudes variables des hérédo-
tuberculeux vis-à-vis de la maladie de leurs parents.

Le terrain tuberculisé n'est pas fatalement « tuberculisable » dans l'acception étroite du mot. L'hérédité
tuberculeuse n'est pas constituée par une simple « passa-

tion » de germes ou de produits toxiques. Comme dans tout héritage, il y a un passif et un actif. Le passif est le microbe et ses poisons. L'actif est constitué par les produits défensifs, qui sont eux-mêmes en perpétuelles variations suivant le degré d'infection des générateurs, suivant l'étape de la maladie au moment de la procréation. Rien ne prouve donc que la balance héréditaire soit nécessairement en défaveur du descendant. Cette conception expliquerait le défaut de concordance entre certains faits cliniques, ou entre certaines constatations expérimentales. C'est ainsi que des expériences faites par MAFFUCCI sur des poulets et des lapins nés d'ascendants tuberculeux montrent que ces animaux résistent mieux à l'infection tuberculeuse que les poulets et lapins issus d'ascendants sains. Ce sont les conclusions de CARRIÈRE exactement au rebours.

Influence favorisante ou influence empêchante de l'hérédité, autrement dit *hérédo-prédisposition ou hérédo-résistance*, tels sont les deux termes, peut-être très conciliables, du problème.

Les tuberculoses héréditaires en clinique

Nous venons de voir que le descendant de tuberculeux peut être impressionné, dès sa naissance, par la maladie de ses parents. Qu'une contagion se produise : son organisme se trouvera dans des conditions très différentes de celles d'un sujet neuf.

C'est dans ce cadre élargi qu'il faut, sans doute, concevoir la tuberculose héréditaire. L'hérédo-tuberculeux

n'est pas un simple légataire de bacilles. C'est un organisme déjà « en haleine » quand il se trouve aux prises
avec les risques de contagion auxquels la plupart de ses
congénères sont, il faut le dire, exposés. Ces risques de
contagion sont, presque toujours ici, d'origine familiale.
C'est dans les familles, c'est dans la suite des générations
qu'il y a lieu d'étudier la tuberculose, si on veut en tirer
des déductions utiles au point de vue que nous mentionnons.

Fréquence clinique de l'hérédité tuberculeuse

Fréquence clinique de l'hérédité tuberculeuse. —
LAËNNEC affirmait que les descendants de tuberculeux
sont plus fréquemment frappés par cette maladie que les
autres sujets.

La fréquence de l'hérédité tuberculeuse a été évaluée
dans des limites assez variables. RILLIET et BARTHEZ la
relèvent dans $1/7^e$ des cas; LEBERT, $1/6^e$; PIDOUX, PIORRY,
$1/4$; PORTAL, $3/4$. MAYET (1888) trouve l'hérédité 70 fois
sur 100 chez des tuberculeux de tout âge. La diversité
des chiffres peut s'expliquer par ce fait que leurs auteurs,
ne précisant pas toujours les bornes qu'ils assignent à
l'hérédité (générateurs, ascendants plus éloignés, collatéraux), les statistiques ne reposent pas sur des bases
identiques.

Avec LEUDET, nous voyons étudier en détail l'influence
héréditaire. Sur 214 familles de phtisiques, 108 (soit 50 %
environ) présentaient des antécédents ainsi répartis :

Mère .... 57 fois.
Père .... 21 —
Père et mère................... 4 —
Grand'mère .... 1 —
Grand'père .... 1 —
Tantes .... 14 —
Oncles .... 7 —

Ce relevé donne une hérédité directe (par père ou mère) dans 36 % des cas. Il fait ressortir aussi l'influence prépondérante de la mère, notée également dans d'autres statistiques.

Une statistique de SMITH précise, non seulement le nombre des parents tuberculeux, mais leur état de santé habituelle. Sur 1.000 phtisiques, les 7/10es avaient dans leurs antécédents des causes morbides :

Parents morts phtisiques............. 21 fois sur 100.
Presque constamment malades....... 34 —
Simplement valétudinaires........... 18 —

Dans 23,3 % des cas, on note beaucoup de frères et sœurs tuberculeux. Cette proportion s'éléverait même à 40 %, en joignant les frères et sœurs décédés antérieurement et chez lesquels la tuberculose faisait l'objet de fortes présomptions.

JACCOUD admet que l'hérédité est fréquente ; et, sans pouvoir attribuer une plus grande fréquence à l'influence du père ou de la mère, il établit que cette hérédité est à peu près constante quand les deux générateurs sont affectés. Il fait une distinction entre l'hérédité *directe* (père, mère), et l'hérédité *indirecte* ou de famille. Pour la première, la proportion peut être évaluée, au moins, au 1/3 des cas ; et, pour la transmission indirecte, elle arrive, au minimum, à la moitié. Au total, l'hérédité serait représentée dans 58 % des cas.

SQUIRE (1895), dans une enquête portant sur 1.000 phtisiques, trouve des antécédents tuberculeux chez 32,5 % d'entre eux. Il établit, d'autre part, que la prédisposition croît avec le nombre des ascendants infectés. C'est ainsi qu'il relève :

31,8 % d'enfants tuberculeux si le père seul est tuberculeux ;

34,4 % si la mère seule est atteinte.

39,45 % si le père et la mère le sont.

Félix WOLFF (1896) constate, dans 48 % des cas, une tuberculose certaine dans l'ascendance. D'après lui, la tuberculose serait toujours héréditaire, même quand la preuve de cette hérédité n'est pas fournie par l'interrogatoire.

Des statistiques récentes de sanatoria donnent un chiffre de 385 héréditaires sur 679 phtisies (MEISSEN, à Falkenstein) ; un taux de 31,77 % sur 1.514 cas (VON RUCK).

Des recherches faites à Durtol, en 1915, par SABOURIN, élèvent à 60-70 % le nombre des tuberculeux malades, chez qui une hérédité tuberculeuse directe, de père ou de mère, ou des deux à la fois, a pu être constatée. D'après cet auteur, les sujets (20-25 %) qui ne présentent pas d'hérédité directe seraient, en partie, des héréditaires à deux degrés. Le surplus représenterait des descendants d'une lignée encore immunisée.

Ajoutons-y quelques statistiques infantiles, où les antécédents familiaux sont plus faciles à établir et à contrôler.

CLAUSS, sur 284 cas d'enfants tuberculeux dont les antécédents sont connus, constate de la tuberculose évidente chez les parents, grands-parents ou collatéraux, 73 fois, soit dans 26 % des cas. En ajoutant à ces chiffres 37 cas de tuberculose soupçonnée chez des parents toussant, crachant et amaigris, le pourcentage monte à 39 %. Ces résultats sont obtenus par totalisation de deux statistiques : l'une composée de cas diagnostiqués cliniquement, et l'autre de cas qui ont, en outre, été vérifiés par l'autopsie (thèse Nancy ; service de M. le Professeur HAU-SHALTER).

MALLETERRE (thèse Nancy, même service), dans une série de 98 cas de tuberculose constatés aux autopsies, obtient une proportion presque égale (25,4 %).

L'influence héréditaire se reconnaît avec une fréquence à peu près égale, quelle que soit la détermination clinique. Dans 71 % des tuberculoses viscérales ; 69,6 % des tuberculoses osseuses ou articulaires, 65 % des adénites tuberculeuses, DEMME a trouvé des tares héréditaires. Nous conclurons donc :

1° Que nombre de jeunes tuberculeux descendent de parents eux-mêmes tuberculeux ;

2° Que les enfants encore sains de parents tuberculeux paraissent prédestinés à contracter la maladie de leurs parents. Autrement dit, le rejeton de tuberculeux est plus « tuberculisable ».

Ce dernier fait ressort d'une enquête de MM. PERRIN et SPILLMANN, ayant porté sur la descendance de 500 familles tuberculeuses et de 500 autres indemnes. Sur un lot de 100 enfants appartenant au 1er groupe, 26 sont devenus tuberculeux dans la suite. Sur 100 enfants du 2e groupe, 2 seulement se sont tuberculisés. Les familles, au surplus, appartenaient aux mêmes milieux sociaux.

Leudet donne une moyenne de 21 % de tuberculeux dans les familles contaminées.

Hubert G. Lampson, dans une étude sur la diffusion de la tuberculose dans les familles pauvres de Minneapolis, fait les intéressantes constatations suivantes :

67 % des enfants porteurs de lésions ouvertes, deviennent tuberculeux dans le jeune âge ; 22 % seulement sont atteints dans les familles dont un ou plusieurs membres n'ont que des lésions latentes. Quant aux familles indemnes, elles n'ont que 2,5 % de leurs enfants atteints.

Rappelons les relevés de Squire, cités plus haut, et qui portaient sur 474 familles, avec 2.867 enfants.

Leroux et Grünberg (1912), établissant le dossier sanitaire de 442 familles d'enfants du dispensaire Furtado-Heine, trouvent des chiffres absolument semblables. Les descendants de tuberculeux deviennent fréquemment tuberculeux, et surtout *tuberculeux pulmonaires*, dans une proportion de 27,48 %, avant 16 ans (sur 1.339 sujets). Dans une autre statistique, ces auteurs trouvent une proportion de 32 % d'enfants qui se tuberculisent lorsqu'un seul des générateurs est tuberculeux pulmonaire ; et de 41,6 % quand les deux générateurs sont atteints.

Ces faits font toucher du doigt le rôle de la contagion familiale, dont l'action progresse, non seulement avec le nombre des sources de contage, c'est-à-dire avec le nombre des distributeurs de germes, mais aussi avec le débit de ces sources (suivant qu'il s'agit de lésions plus ou moins avancées, fermées ou ouvertes).

A ces relevés, tous concordants quant au rôle de la contagion familiale dans l'éclosion de la tuberculose dénommée héréditaire, ajoutons-en un encore, fourni par

Pissavy (*Société Médicale des Hôpitaux*, 1909). Cet auteur établit le dossier de 569 ménages pris au hasard. Dans les ménages où ni le père ni la mère n'étaient tuberculeux, il trouve une proportion de 8 % environ d'enfants tuberculeux (123 tuberculeux sur 1.428 enfants appartenant à 469 ménages).

Dans 100 ménages où l'un des conjoints au moins est atteint de bacillose, le pourcentage monte à 31 % environ (292 enfants, parmi lesquels 93 sont devenus tuberculeux).

Un certain nombre de ménages observés par Pissavy étaient des ménages parisiens ; d'autres habitaient la campagne. La morbidité bacillaire des enfants était reconnue sensiblement équivalente dans les deux groupes, malgré la grande différence des conditions hygiéniques. L'auteur en concluait que le facteur héréditaire comporte bien, à lui tout seul, un déterminisme propre, et que la tuberculose des parents *quadruple à peu près les chances de tuberculisation de leurs descendants.*

La tuberculose dite héréditaire implique-t-elle un pronostic particulier ?

Le descendant de tuberculeux paraissant, toutes choses égales d'ailleurs, plus tuberculisable, se comportera-t-il, vis-à-vis de la maladie pour laquelle il naît prédisposé, d'une manière différente d'un autre sujet.

Cette question est une des plus importantes que soulève la tuberculose étudiée comme maladie sociale. Elle touche à l'avenir des sociétés et des races. Elle a été longtemps résolue dans un sens fataliste. Un aphorisme de

Boërhave condensait ainsi une opinion très répandue : *Phtisia hereditaria omnium pessima.* L'hérédo-tuberculeux est lourdement menacé par la tare de ses parents : telle est l'opinion défendue par de très nombreux cliniciens (Lebert, Grisolle, Hanot, Jaccoud, Grancher, Hutinel, Marfan, Debove, etc.).

D'après ces auteurs, la phtisie héréditaire, c'est-à-dire celle qui frappe les enfants de tuberculeux, offre moins de chances de guérison que la phtisie dite acquise, celle des sujets qui n'ont pas de passé héréditaire. « Elle est d'autant plus grave que les ascendants ont été frappés en plus grand nombre. Quand les deux générateurs ont été atteints, l'activité de la disposition originelle est véritablement indomptable. » (Jaccoud.) Non seulement elle serait moins guérissable, mais elle évoluerait rapidement, elle serait précoce, les accidents de généralisation seraient fréquents. « L'organisme de ces sujets se défend mal contre le bacille ; et ses propriétés bactéricides et antitoxiques sont aussi faibles que possible. » (Marfan.)

Cette doctrine est loin d'être confirmée par des observations recueillies, sur une grande échelle, dans des collctivités (sanatoria, milieux militaires).

Leudet, de Rouen, réunissant les observations d'une pratique de 3o ans, et joignant à ses observations celles de son père, qui était aussi médecin, a pu suivre de nombreuses familles ; et son étude a porté, chez plusieurs d'entre elles, sur 3 ou 4 générations. Il constate, il est vrai, que, dans la descendance d'un ménage où la tuberculose est apparue, il est rare de ne pas voir, dans chaque génération, divers membres frappés ; mais la gravité et l'évolution de la maladie ne paraissent pas influencées. « La moitié des phtisies arrêtées a été constatée chez des personnes dont l'hérédité tuberculeuse était directe. » Il note, incidemment, que la phtisie héréditaire se développe le plus ordinairement dans l'enfance et la jeunesse, tandis que la phtisie acquise se manifeste assez tardivement.

La clinique nous montre tous les jours que des individus, dans certaines familles, paraissent réfractaires à la phtisie. Il n'est pas très rare, chez des enfants, de découvrir, de façon toute ·fortuite, des lésions tuberculeuses, même étendues, des poumons. Chez de tels sujets, des lésions d'infiltration étendue, ou même des lésions cavitaires, coexistent avec un état général très satisfaisant, et se maintiennent stationnaires des mois et des années. Dans d'autres familles robustes, non suspectes au point de vue bacillaire, on voit, par contre, un enfant prendre, sans raison apparente, une méningite tuberculeuse, qui l'emporte brutalement.

De tels faits sont assez surprenants. Aussi règne-t-il, dans divers milieux, un courant d'opinion dont les partisans pensent que l'hérédité, loin de diminuer les chances de guérison, est un facteur favorable pour le pronostic. Elle créerait, pour les descendants, un état d'immunité d'autant plus marqué que la tuberculisation des générateurs a été plus complète (REIBMAYR, 1899).

Maxon KING (Congrès de la Tuberculose, 1901), constatait que, sur 103 phtisiques suivis par lui et ayant succombé, 76 étaient indemnes de toute tare héréditaire et avaient été malades pendant une durée moyenne de trois ans ; 27 seulement comptaient des parents tuberculeux et avaient résisté, en moyenne, quatre ans à la maladie.

Des constatations faites dans des sanatoria (TURBAN, à Davos; VON RUCK, REICHE, CURSCHMANN à Friedrichsheim) sûr des phtisiques adultes, distingués en descendants et non-descendants de tuberculeux, ne font pas apparaître une gravité plus marquée de la maladie chez les héréditaires, bien au contraire.

Les quelques tableaux ci-dessous mettent en parallèle le pourcentage des évolutions favorables chez des sujets à hérédité considérée comme certaine, d'une part ; chez des tuberculeux exempts de toute hérédité, d'autre part :

Héréditaires

TURBAN (à Davos), 1899...................... 49,6 %
WEICKER, 1903............................... 46,6 %

Non héréditaires

TURBAN (à Davos), 1899... 44,8 % (sur   408 malades)
WEICKER, 1903........... 41,1 % (sur 3.300 malades)

VON RUCK, en 1907, sur 1.415 malades soignés dans un sanatorium américain, et dont 487 (soit 31,11 %) avaient des antécédents héréditaires, trouve : chez des héréditaires, un pourcentage de guérisons de 32,16 % et un pourcentage d'amélioration de 31,5 %. Il ne se trouvait que 25,13 % d'entre eux qui avaient empiré.

REICHE a pu retrouver, après un délai variant de 4 à 15 ans, une grande partie des sujets traités dans un sanatorium, et qui, très améliorés, avaient été autorisés à partir. Le pourcentage des sujets à antécédents héréditaires et de ceux sans antécédents était resté très sensiblement le même qu'à l'entrée.

Mentionnons encore les résultats d'observations faites par des médecins allemands sur des soldats tuberculeux de guerre (ZADEK, REICHE, VON HAYEK). Il s'agissait d'individus qui se trouvaient, il est inutile d'insister, dans des

conditions de vie aussi semblables que possible. On
signale encore que les tuberculisés sans antécédents similaires fournissaient une proportion plus élevée de cas défa-
vorables. Ces résultats restent concordants, même quand
on classe les individus en groupes, d'après le degré d'évolution anatomo-clinique de leurs lésions.

Chez les enfants de tuberculeux. d'après W. Krause,
on signale une fréquence moindre des formes aiguës, à
terminaison rapidement mortelle (20 % des méningites,
47 % des tuberculoses miliaires aiguës). Au contraire,
ces mêmes formes se rencontrent, dans une proportion
plus élevée, chez les sujets exempts d'hérédité (56 %).
Si l'on songe que les formes aiguës dont il vient d'être
question ont une mortalité très élevée, voire absolue
(pour la méningite) tandis que les secondes sont chroniques, relativement curables, on arrive à cette conclusion que la mortalité par tuberculose est moindre chez
les hérédo-tuberculeux, bien que leur morbidité soit
élevée.

M. le Professeur Haushalter nous faisait remarquer
que, à l'Hospice Thierry, à Maxéville, où il y a, comme
nous le verrons plus loin, de très nombreux enfants
tuberculeux latents, à hérédité certaine ou très suspecte,
les cas où un pensionnaire contracte une méningite tuberculeuse ou une forme aiguë quelconque, sont excessive-
ment rares. Cependant, nombre de ces sujets font un
séjour prolongé, à l'Hospice, de plusieurs années, voire
même jusqu'à l'âge de 15 ans.

Ricochon, en 1893 (3ᵉ Congrès pour l'Etude de la
Tuberculose), faisait remarquer que, dans les familles de
tuberculeux, les individus atteints de stigmates de dégé-

nérescence, de malformations congénitales, sont précisément ceux chez qui la tuberculose est le plus atténuée.

Cette immunité se poursuivrait peut-être dans plusieurs générations successives (MAGNANT, DE GONDRE-
COURT, 1901). Ceci expliquerait que certaines générations
restent indemnes, au milieu d'autres, plus ou moins
éprouvées.

On pourrait admettre, comme conclusion, que le terrain des descendants de tuberculeux a une tendance à
cultiver le virus bacillaire, un peu à la manière de l'organisme des scrofuleux.

Cela revient à dire que l'hérédité peut être considérée
comme un facteur de résistance.

« Le descendant de tuberculeux apporte en naissant
une immunité antituberculeuse. » (SABOURIN.) Une
immunité innée très répandue expliquerait, chez l'enfant, qui oppose cependant une résistance nâturelle
moindre à l'invasion de son organisme, le faible nombre
des évolutions aiguës par rapport à la fréquence des
lésions latentes.

« L'individu neuf, mis en contact avec un milieu tuberculisé, a huit chances sur dix d'être tué par la bacillose
aiguë, dans ses formes graves et rapides. De même,
l'individu transporté des champs à la ville est plus sen-
sible que le citadin héréditaire... L'hérédité antituberculeuse peut varier chez divers enfants d'une même
famille. Il y a lieu de tenir compte de *l'état de santé
tuberculeux* des parents, de leur état d'immunisation
pendant la conception (alcoolisme, névroses, etc.). Donc,
dans un ménage, tous les enfants peuvent être immunisés

fortement ; ou bien, les uns feront des bacilloses aiguës ; les autres, des formes latentes et chroniques. »

L'homme neuf est, comme le singe, hypersensible à la tuberculose. L'enfant né dans une ambiance tuberculeuse est hyposensible.

CHAPITRE IV

Une enquête clinique
à l'hospice J.-B. Thierry, à Maxéville

L'Hospice départemental J.-B. Thierry, à Maxéville, fondé en 1900, reçoit des enfants de Meurthe-et-Moselle, Meuse et Vosges, âgés de 2 à 15 ans.

Il hospitalise à long terme les enfants appartenant aux catégories ci-après : rachitiques ; — insuffisants glandulaires (hypothyroïdiens, hypotrophiques) ; — lymphathiques et scrofuleux ; — affections chroniques du système nerveux, ou leurs séquelles (hémiplégies, polyomyélites, myopathies, syndrome de Little, etc.) ; — débiles mentaux et anormaux.

Il reçoit également des sujets porteurs de certaines affections aiguës ou subaiguës (dermatoses, troubles nerveux) et il les conserve le temps strictement nécessaire à leur guérison ; fonctionnant, à ce titre, comme annexe du Service de Clinique Médicale Infantile. Ces affections sont : *a)* des dermatoses parasitaires (trichophyties, gale, phtiriase) ; *b)* des dermatoses non parasitaires (pyodermites ou dermites diathésiques) ; *c)* certaines affections nerveuses (incontinence d'urine).

C'est dans un lot d'enfants formant, tant la clientèle

de fond que les hospitalisés de passage atteints de l'une des lésions précédemment énumérées, que nous avons recherché, par l'examen clinique systématique, appuyé de quelques contrôles radioscopiques, l'existence des tuberculoses latentes. Nous avons, d'un autre côté, relevé les antécédents familiaux des sujets examinés, aussi souvent qu'il a été possible.

Nous avons laissé de côté certains grands nerveux (idiots, degénérés, épileptiques), ainsi que les rachitiques en évolution. Chez ces derniers, âgés de 2 à 4 ans en moyenne, il est difficile, en effet, de relever, par l'auscultation, les adénopathies médiastines. D'autre part, ces enfants font à chaque instant (c'était le cas au moment de notre examen) des bronchites à tendances récidivantes ou même sont atteints de catarrhes interminables. Ces accidents ont leur répercussion sur les ganglions des hiles pulmonaires qu'ils engorgent passagèrement, ce qui pouvait prêter à confusion et vicier les résultats d'une enquête comme la nôtre.

Au total, la petite phalange qui a fait l'objet de nos investigations comprend, en dehors des scrofuleux, classe spéciale, des sujets « bien portants » au sens courant du mot. Ils sont, ou fixés dans des altérations à évolution achevée (anciens rachitiques, séquelles de lésions nerveuses), ou atteints de dermatoses externes ou constitutionnelles, qui altèrent peu ou pas leur santé générale. A ce titre, ils représentent assez bien un lot d'enfants de clientèle ouvrière, de milieux besogneux ou pauvres.

Résultats

A. — Fréquence des cas de tuberculoses latentes

I — Garçons

Nous avons examiné un total de 102 garçons, se décomposant comme suit :

I. Scrofuleux 19

II. Lymphatiques, adénopathiques (tuberculeux latents classés)................................ 15

III. Causes diverses :

Dermatoses parasitaires................. 25

Dermatoses non parasitaires.......... 14

Séquelles nerveuses, débiles mentaux incontinence d'urine............... 11

Rachitiques anciens. Hérédo-syphilis... 7

Autres causes........................ 11

— 68

Les sujet scompris dans la catégorie II (la même observation s'applique aussi aux filles) ont été classés tels, soit à la suite d'une maladie aiguë à l'hôpital, soit à la consultation, ou bien à la suite d'une examen demandé par leurs familles, après décès d'un père, d'une mère, de frères ou sœurs tuberculeux. Le plus souvent, leur santé est satisfaisante. Ils pourraient donc, sans grand inconvénient, être incorporés à la catégorie III. Toutefois, et pour plus

____

(1) Toutes les observations qui figurent dans ce chapitre proviennent du service de M. le Professeur Haushalter, soit à l'hospice Thierry, soit à sa clinique de l'hôpital civil.

de rigueur, nous maintiendrons la distinction dans l'énoncé des chiffres.

Chez tous les scrofuleux, nous avons trouvé, plus ou moins marqués, des signes d'adénopathies-trachéo-bronchiques.

Sur les 68 enfants de la 3e catégorie, nous trouvons des signes cliniques d'adénopathies dans 34 cas (soit une proportion de 5o %).

24 garçons, désignés au hasard dans le lot tout entier, ont été radioscopés. (21 d'entre eux appartenaient à la catégorie III.) Sur les 21 sujets ainsi délimités, 16 fois on note des lésions ganglionnaires ou ganglio-pulmonaires incontestables (ce qui fait monter la proportion des tuberculeux latents à 76 %).

Nous donnons ci-dessous un aperçu succinct des cas « latents » établis cliniquement et radiologiquement :

1. Pi... Ernest, 11 ans. Père décédé à 5i ans (1915), *phtisique*. Mère décédée en 1915 (affection cardiaque. Hémiplégique). 1 frère mort à 11 mois (pneumonie?). 1 sœur morte à 2 mois (méningite ?). 1 sœur (17 ans) est à l'hospice : lymphatique pâle ; impétigo. Souffle interscapulaire.
   A. P. : Pilosités. Circulation préthoracique. Mains bleues. Souffle interscapulaire et signes pulmonaires à droite, au sommet (son faible, expiration soufflante, résonance voix).
   Radioscopie : Gros ganglions à droite.

2. And... Georges. 10 ans. Père : cabaretier, ancien paludéen, vivant.
   Mère : décédée à 35 ans. *Phtisique* (1916).
   1 frère mort phtisique, à 17 ans (1918).
   L'enfant actuel a longtemps couché avec sa mère, même pendant la maladie de cette dernière. Elle était déjà malade à la naissance de l'enfant.

Est petit, malingre. Taillé : $1^m 24$ au lieu de $1^m 3o$. Poids
normal. Sourcils et cils longs. Pilosités dorsales très
développées. Circulation préthoracique. Adénopathies
sous-maxillaires. S'amaigrit.

Souffle interscapulaire intense. Inspiration faible sous la
clavicule gauche ; expiration soufflante fosses sus et
sous-épineuse gauches.

Radioscopie : Gros ganglions hilaires. Traînées sombres
irradiées dans les deux poumons ; surtout aux lobes
supérieurs, vers les clavicules.

3. Lin... Robert, 11 ans. Père, 47 ans (rhumatisme aigu à
20 ans, broncho-pneumonie en 1919 ; congestion pulmonaire en 1920).

Mère : 46 ans. Bronchite chronique (vue).

A. P. : Fait deux séjours à l'hôpital en 1919, parce que
sa mère était à l'hôpital et qui'l toussait. Dès cette
époque, on note des signes d'adénopathie et résonance
de la voix sous la clavicule droite.

Conjonctivite phlycténulaire en 1921 : lymphatique grand,
joues plaquées. Poids et taille normaux. Circulation
préthoracique. Adénopathies sous-maxillaires.

Souffle à droite de la II° V. D. Sonorité faible, résonance
voix à droite (avant et arrière).

Radioscopie : Chaînes ganglionnaires des deux côtés.

1. Tho... Louis, 17 ans. Assisté. Entré pour incontinence
d'urines.

Atrophique. Infantilisme. Mains cyanosées, froides. Taille
$1^m 5o$. Souffle interscapulaire intense à droite et à gauche.

Radioscopie : Ganglions volumineux des deux côtés. Epais-
sissement des deux plèvres. Ventricule gauche hypertrophié.

2. Du... Pierre, 12 ans. Assisté. Entré pour incontinence
d'urines.

Lymphatique malingre ; taches de rousseur. Taille : $1^m 23$
(au lieu de $1^m 37$). Poids : 27 kilos (au lieu de 3o).

Souffle interscapulaire. Inspiration rude, expiration soufflante, surtout à droite, en avant.
Radioscopie : Gros ganglions aux hiles, et traînées irradiées
dans les deux poumons.

3. Pi... Lucien, 9 ans. Entré pour gale. Mère vivante. (Une
de ses sœurs est morte à 29 ans, de bronchite ayant duré
1 an.)
Enfants : 10. Morts : 4 (dont 2 de broncho-pneumonie).
Un de ses frères, à l'hospice, pour gale, présente un souffle interscapulaire se propageant à droite.
A. P. : Mains cyanosées. Pas de signes nets ganglio-pulmonaires à l'auscultation.
Radioscopie : Gros ganglions bilatéraux. Poumons normaux.

4. Pa... Lucien. Entré pour teigne. Extrémités violacées.
Peau sèche. Kératose pilaire. Pilosités dos. Adénites cervicales. Souffle interscapulaire.
Radioscopie : Gros ganglion à droite. Petit nodule calci-
fié base du poumon gauche.

5. Du... Albert, 6 ans. Entré pour gale. Père aliéné.
A. P. : Crâne volumineux. Nez en selle. Souffle interscapulaire se propageant à droite.
Radioscopie : Ganglions bilatéraux, prédominant à droite.
3 frères et sœurs : 1 frère, 9 ans, à l'hospice : incisives
inférieures crénelées, pas de souffle interscapulaire.
1 sœur, Du... Madeleine, 12 ans, à l'hospice (gale). Souffle
interscapulaire se propageant surtout à droite.
Radioscopie : Chaîne ganglionnaire à droite. Petits ganglions à gauche.

6. Gau... Gaston, 6 ans. Antécédents héréditaires : nuls.
Entré pour impetigo. Poids et taille normaux. Grosses
adénites cervicales. Pilosités nombreuses. Souffle interscapulaire. En arrière et à droite, au sommet, inpiration
rude, expiration renforcée.

Radioscopie : Gros ganglions à droite. Petits ganglions à gauche.

7. Poi... Léon, 12 ans. Assisté. Entré pour impétigo cuir chevelu.

A. P. : Taille 1^m 27 au lieu de 1^m 37. Poids : 28 kgs au lieu de 32 kgs. Circulation préthoracique. Léger souffle interscapulaire. Diminution de sonorité sous les clavicules. Inspiration rude à droite, faible à gauche.

Radioscopie : Grosses masses ganglionnaires à droite et à gauche. Voile diffus des deux poumons.

8. Ba... René, 10 ans. Père : emploé de chemin de fer, 39 ans. Gros excès alcooliques.

Mère : morte de grippe. 2 frères (vivants). Entré pour lymphatisme.

A. P. : Taille 1^m 23 au lieu de 1^m 30. Poids : 24 kgs au lieu de 25 kgs 6. Mains bleues ; pilosités ; cils longs. Circulation préthoracique. *Gros souffle interscapulaire.*

Radioscopie : Gros ganglions des deux hiles. Poumon gauche infiltré. Gros cœur.

Ses deux frères ont été examinés par nous :

Ba... Raymond, 6 ans. Entré pour teigne. Poids et taille normaux. Lymphatique, mains froides. Pilosités joues et dos. Bosses frontales volumineuses. Souffle interscapulaire *très net.* Rien aux poumons.

Ba... Jules, 4 ans. Ancien hypotrophique. Poids : 12 kgs au lieu de 14 kgs 300. Taille : 0^m 87 au lieu de 0^m 96. Pilosités dorsales. Bosses frontales volumineuses. *Léger souffle interscapulaire.* Rien aux poumons.

Nota. — Les trois enfants ont été nourris au sein par leur mère pendant un an.

9. Fr... Lucien, 6 ans. Entré pour prolapsus du rectum. A. H. inconnus. Pas de signes physiques d'adénopathies. Rien aux poumons.

Rladioscopie : Rien d'anormal.

10. Ma... Eugène, 9 ans. Assisté. Entré pour teigne.
Atrophique. Taille : 1^m 08 au lieu de 1 ^{m}20. Poids : 18 kgs
au lieu de 23 kgs 8. Lymphatique aux joues plaquées,
aux mains froides et violacées. Adénites cervicales. *Souffle interscapulaire*, se propageant surtout à gauche.
Radioscopie : Gros ganglions à gauche.

11. Wa... Roland, 7 ans. Mère bien portante. Père épileptique.
Entré pour impétigo cuir chevelu. Poids et taille nor-
maux. *Pas de souffle interscapulaire.*
Radioscopie : Ganglions à droite.

12. Cu... Marcel, 7 ans. Père bien portant. Mère a eu des
crises de nerfs pendant sa jeunesse (un de ses frères,
épileptique, est mort à 18 ans). 3 frères et sœurs bien
portants.
A. P. : Poids et taille normaux. Entré pour impétigo. Pas
de signes ganglio-pulmonaires.
Radiocopie : Pas de signes appréciables.

13. Ma... Maurice, 11 ans. Assisté. Entré pour psychose post-
commotionnelle.
A. P. : Atrophique. Taille : 1^m 18 au lieu de 1^m 30. Poids :
22 kgs au lieu de 28. Adénites sous-maxillaires. Circulation préthoracique très marquée. Léger souffle interscapulaire. Inspiration faible aux deux fosses sous-épineuses. Expiration prolongée en avant et à droite.
Radioscopie : Ganglions diffus. Teinte grisée des deux
poumons.

14. Mu... Emile, 10 ans. Père 39 ans, bien portant, malteur.
Alcoolisme ; fils d'alcoolique. Mère : 34 ans, sujette aux
bronchites depuis l'âge de 20 ans. A eu 7 frères et sœurs
dont 2 morts (d'un à 22 ans, phtisique). Son père était
tuberculeux et est mort à 56 ans. 7 grossesses : 1 mort-
né et 2 fausses couches. Les autres enfants (vus) sont
bien portants.
A. P. : Entré pour folliculite. Poids et taille normaux.
Bon état général. Souffle interscapulaire. Obscurité à la

percussion des fosses sus et sous-épineuses gauches, avec absence des vibrations vocales. Côté droit normal.

Radioscopie : Gros ganglions aux hiles. Infiltration du poumon g auche. Cœur volumineux ; le cœur droit paraît dilaté.

15. Ka... Pierre, 7 ans. A. H. inconnus. Entré pour teigne. Bosses frontales très volumineuses. *Souffle à droite de la 1re V. D.* et résonance de la voix.

Radioscopie : Gros ganglions et traînées irradiées à droite.

Ka... Henri, 9 ans, frère du précédent. A l'hospice pour teigne. Bosses frontales très saillantes. Dents mal implantées ; incisives inférieures volumineuses. Pas de souffle interscapulaire.

16. Re... Gilbert, 11 ans. Père mort à la guerre. Mère vivante. Un frère à l'hospice : rachitique. Un autre frère mort de méningite tuberculeuse en 1916.

A. P. : Poids et taille normaux. *Souffle interscapulaire.* Expiration soufflante fosse sus-épineuse droite ; sonorité plus faible.

Radioscopie : Ganglions bilatéraux. Poumons normaux.

17. Vi... Louis, 11 ans. A. H. inconnus. Entré pour lymphatisme.

A. P. : Lymphatique aux lèvres charnues, aux mains cyanosées. Poids et taille normaux. *Gros souffle interscapulaire* se propageant surtout à gauche. Tympanisme sous la clavicule gauche, avec inspiration très rude et résonance de la voix.

Radioscopie : Grosses masses ganglionnaires aux hiles. Plèvres épaissies.

18. Ep... Gaston 10 ans. A. H. inconnus. Entré pour psoriasis. Fait des poussées récidivantes de psoriasis qui durent chacune 1 an à 16 mois. Taille : 1m 23 au lieu de 1m 30. Poids : 24 kgs au lieu de 25 kgs 6 Léger souffle interscapulaire.

Radioscopie : Chaînes ganglionnaires diffuses des deux côtés.

Un de ses frères a été en traitement pour albuminurie au Service des Enfants.

1 frère et une sœur à l'hospice :

2) Ep... Robert, 8 ans. Pilosités. Omoplates ailées. Incisives supérieures érodées. Incisives inférieures volumineuses et érodées. *Souffle interscapulaire* marqué et résonance de la voix.

3) Ep... Renée, 11 ans. Entrée pour gale. Taille : 1^m 21 au lieu de 1^m 34. Poids : 26 kgs au lieu de 29. Mains cyanosées. Pilosités des gouttières vertébrales. Adénites sous-maxillaires. Petit souffle interscapulaire : obscurité du son fosse susépineuse gauche, avec respiration rude. Tympanisme en avant sous la clavicule gauche, avec respiration rude. Inspiration faible à droite.

Radioscopie : Ganglions des hiles. Tractus remontant sous les clavicules, surtout à gauche.

19. Ko... Georges, 9 ans. A. H. : Père 42 ans. Malade depuis 1917 (bronchite et hémoptysies). Alcoolisme.

Mère : 47 ans, ménagère, bien portante (typhoïde à 10 ans; a eu des crises d'appendicite, et pneumonie franche en avril 1921). Grossesses : 5, dont 3 fausses couches. Un seul enfant vivant (enfant actuel). Le premier, garçon, né en 1900, venu à terme, très gros à la naissance, nourri au sein, est mort à 6 mois de carreau (malade à partir du 3e mois).

A. P. : Venu à terme. Nourri au sein pendant 5 mois. Etant petit, a eu des abcès multiples et de l'otorrhée.

Léger souffle interscapulaire.

Radioscopie : Ganglions à droite. Teinte grisée des deux poumons.

Nota. — Nous avons vu le père, qui a eu des hémoptysies en 1918 et 1919. Actuellement phtisique cavitaire (excavation à droite ; infiltration étendue à gauche). Le logement est assez spacieux. Depuis que son père est malade, l'enfant couchait dans une pièce à part.

20. Der... Albert, 9 ans. Père et mère seraient morts tuberculeux ?

A. P. : Coqueluche en 1919. Acrocyanose. Pilosités des gouttières. Poids et taille normaux. *Souffle intense* se propageant dans la fosse sus-épineuse droite. Inspiration rude aux sommets, en avant et en arrière. Son plus faible, à timbre tympanique, fosse sus-épineuse droite.
Radioscopie : Gros paquets ganglionnaires à droite. Petits ganglions à gauche.

21. Guy... Pierre, 11 ans. Mère sujette aux bronchites (inconduite).

Entré pour gale. Poids et taille normaux. *Pas de souffle interscapulaire.*
Radioscopie : Poumons et hiles normaux.

II — FILLES

98 filles, au total, ont été examinées. Elles se décomposent comme suit :

I. Scrofuleuses 23
II. Adénopathiques (tuberculeuses latentes déjà classées) 25
III. Causes diverses :

 Dermatoses parasitaires (trichophyties, gale, phtiriase) 12

 Dermatoses non parasitaires.......... 10

 Séquelles nerveuses (hémiplégies, chorée, débilité mentale, incontinence d'urine, etc.).................... 14

 Troubles de la nutrition (lymphatisme, séquelles de rachitisme, hérédo-syphilis) 12

— 48

Nous relevons 15 fois au minimum, chez les scrofuleuses, des signes physiques évidents d'adénopathies bronchiques. Si on exclut de ce lot une fillette de 20 mois et quelques filles âgées de 15 à 17 ans, chez lesquelles, pour des raisons différentes, les signes physiques d'adénopathies sont moins apparents, on peut en conclure que toutes nos scrofuleuses, ou peu s'en faut, ont des ganglions tuberculeux dans leur médiastin.

Chez les filles rangées dans la 3ᵉ catégorie, et qui sont au nombre de 50, des signes nets d'adénopathies sont rencontrés 25 fois (soit une proportion de 50 %).

Parallèlement à ce qui a été fait chez les garçons, un lot de 24 filles, désignées au hasard, ont été radiscopées. Le sort a envoyé à l'écran : 1 scrofuleuse, 12 fillettes classées dans la catégorie II, et 11 enfants de la 3ᵉ catégorie. Nous en donnons ci-dessous le détail :

CATÉGORIE I

1. Esch... Marguerite, 10 ans. A .H.. : Mère bien portante (a des frères et sœurs bien portants). Mariée deux fois.

Le premier mari, qui est le père de l'enfant actuelle, est mort en 1913, à 32 ans, phtisique. Était malade depuis 1907. Alcoolisme nié. Il avait 17 frères et sœurs, dont il ne reste plus que 5 vivants. Parmi les morts, 3 étaient mort-nés ; 7 sont morts en bas-âge, au-dessous de l'âge de 2 ans.

Enfants du premier lit : 4.

    1ᵉʳ : Garçon de 13 ans, bien portant ;

    2ᵉ : Garçon de 12 ans (bronchites chaque année) ;

    3ᵉ : Enfant actuelle ;

    4ᵉ : Mort à 4 mois et demi, en 1913, de broncho-pneumonie (8 jours avant son père).

La mère fait remarquer que son premier mari est tombé malade entre la naissance du 1ᵉʳ et du 2ᵉ enfant. Le ménage habitait la campagne, dans la banlieue de Nancy, dans une exposition assez salubre ; mais les enfants couchèrent dans la même pièce que leurs parents pendant toute la durée de la maladie du père.

Remariée : 2° mari bien portant. 3 grossesses : 1 garçon mort à 2 jours, à la suite d'un accouchement laborieux (présentation défectueuse) ; 1 fille de 4 ans et une fille de 20 mois bien portantes.

Tous les enfants ont été nourris partiellement au sein jusqu'à 10-12 mois.

L'enfant actuelle est atteinte, à partir de l'âge de 6 mois, de croûte de lait qui revient chaque année, au printemps. Elle a marché à 20 mois. De petits abcès de la région mentonnière apparaissent aussi à 6 mois.

Très chétive dès sa première enfance.

Etat actuel : Crâne volumineux, natiforme. Erosions des incisives. Cils longs. Circulation préthoracique. Poids : 23 kgs au lieu de 26 kgs 6. Taille : $1^m 19$ au lieu de $1^m 29$.

A l'hospice depuis 1919. On note à ce moment une légère suppuration sous-mentonnière et un *souffle interscapulaire*. En novembre 1920, poussée d'eczéma. Guérison progressive des lésions du cou. En 1921, belles cicatrices cervicales.

Souffle interscapulaire se propageant, surtout à gauche, avec résonance de la voix).

Radioscopie : Gros ganglions aux deux hiles. Rien aux poumons.

CATÉGORIE II

1. Loo... Jeanne, 7 ans. A. H. : Père, 45 ans, vigoureux, corpulent (vu). Mère morte phtisique, à 38 ans, en 1919 (malade depuis 1915).

Enfants : 4. 2 morts en bas âge de méningite ? ; 2 filles vivantes, à l'hospice. Enfant actuelle : chétive, mignonne ; cils longs, sclérotiques bleues. Poids : 17 kgs au lieu de 19. Taille : $1^m 05$ au lieu de $1^m 13$. *A été nourrie au sein. A été rachitique.* Opérée pour abcès rétro-auriculaire, en juillet 1919.

Fin octobre 1919; entre à l'hôpital (Pavillon Mauvais) parce qu'elle tousse continuellement et crache depuis 15 jours. Peu d'appétit. Agitation et sueurs nocturnes. Instabilité thermique (37°5 le soir). A l'auscultation, petits frottements pleuraux inconstants. Respiration légèrement soufflée, et pectoriloquie aphone partie interne fosse sus-épineuse droite. Petit foyer râles humides sous le mamelon droit. Le 19 novembre, état général bon, température équilibrée. Souffle interscapulaire droit.

En 1921, matité en arrière remontant à 2 travers de doigt au-dessous de la pointe de l'omoplate ; submatité gauche. Son bref, en avant, sous les clavicules.

Dans la fosse sus-épineuse droite, expiration soufflante très marquée et résonance de la voix. Obscurité respiratoire aux bases ; frottements à la fin de l'inspiration.

Souffle interscapulaire.

Radioscopie : Gros ganglions aux hiles. Sommets s'éclairant peu.

Sa sœur, Loo... Germaine, 13 ans, n'a pas été nourrie au sein. A eu la rougeole et une broncho-pneumonie. Poids normal. Taille : 1^m 41 au lieu de 1^m 48. Adénites cervicales. Joues plaquées ; extrémités violacées. Kératose pilaire (bras et avant-bras).

Fin octobre 1919, entre à l'hôpital, en même temps que sa sœur, parce qu'elle tousse depuis 3 semaines, mais ne crache pas. On trouve : submatité base gauche, frottements pleuraux aux deux bases, surtout à gauche, et râles sous-crépitants sur la ligne axillaire, à gauche. Le 20 novembre, température équilibrée. Etat général bon. Expiration un peu prolongée à droite.

En 1921, zone de submatité aux deux bases, surtout à gauche, où elle remonte, à 2 travers de doigt au-dessus de la pointe de l'omoplate. Un peu de toux sèche. *Souffle interscapulaire et résonance de la voix.*

2. The..., Geneviève, 10 ans. Père mort guerre. Mère bien
portante, 36 ans. Frères et sœurs : 2, bien portants. Un
enfant, l'aîné, mort à 2 jours ; et une fausse couche de
3 mois.

A. P. : Nourrie au biberon. Lymphatique, aux joues plaquées ; cyanose des mains et avant-bras ; fissures des
lèvres. Pilosités marquées aux joues et dans le dos. A
eu la rougeole.

Souffle interscapulaire prolongé. Respiration faible ; expiration soufflante aux sommets. Sonorité faible aux
bases, surtout à droite.

Radioscopie : Ganglions des deux hiles. Lésions du sommet gauche.

3. Cha... Henriette, 10 ans. A. H. : Père mort, 45 ans (1920),
phtisique. A été malade 15 ans. Alcoolisme. Surmenage
(travail de nuit). Mère morte à 35 ans, en 1916 (malade
3 mois), phtisique. Grands-parents paternels : bronchite à répétition et asthme.

Enfants : 10. Vivants : 5.

    1) Fille, vigoureuse, bien portante (vue) ;
    2) Fille de 17 ans. Est à l'hospice ;
    3) Fille morte à 2 jours ;
    4) Garçon vivant et bien portant ;
    5) Fille de 15 ans. Est à l'hospice ;
    6) Fille de 10 ans. *Enfant actuelle ;*
    7) Garçon mort à 3 mois ;
    8) Fille morte à 2 ans, suite de rougeole ;
    9) Fille morte à 4 mois, en 1920 ;
    10) Garçon mort à 1 an.

A. P. : Lymphatique, fluette. Taille : 1^m24 au lieu de
1^m29. Poids : 22 kgs au lieu de 26 kgs 6. Membres
grêles ; extrémités cyanosées.Pilosités marquées gouttières vertébrales. Circulation préthoracique. A eu de
l'impétigo de la face et la rougeole étant petite. Adénites
sous-maxillaires en paquets.

Souffle interscapulaire intense se propageant des deux·
côtés. Son bref aux deux fosses sus-épineuses. Résonance

voix, expiration soufflante au sommet droit, en arrière.
Submatité en avant sous la clavicule droite.

Radioscopie : Adénopathie bilatérale. Lésions des deux
sommets, surtout à droite.

Une sœur, Cha... Alice, 17 ans. Taille : 1ᵐ 41 ; non réglée.
Infantilisme génital, seins peu développés. Langue pli-
caturée. Teinte bistrée très accusée de la peau du ventre.
Livedo. Adénites sous-maxillaires.

Souffle interscapulaire se propageant surtout à droite. Son
faible, fosses sus-épineuses. Inspiration faible ; grosse
résonance de la voix à droite.

Une autre sœur : Cha... Alice, 15 ans. Taille : 1ᵐ 43, non
réglée. Infantilisme génital. Impétigo d ela face étant
jeune. Rougeole, il y a quelques années. Acrocyanose ;
chair de poule. Caries dentaires des molaires. Egalement
teinte bistrée très marquée de la peau de l'abdomen et
des lombes.

Toux sèche, intermittente. Adénites sous-maxillaires et
inguinales.

Souffle interscapulaire, se propage surtout à droite. Respiration faible au sommet droit et son plus bref en arrière.

4. Ba... Renée, 6 ans. A. H. : Père mort phtisique en 1919
(malade plusieurs années, était tapissier). A eu 1 frère
mort phtisique à 20 ans ; 1 autre est asthmatique).

Mère bien portante.

5 enfants : les deux premiers bien portants. Le 3ᵉ est l'enfant actuelle ; 4ᵉ : fille morte à 3 ans, en 1919 ; 5ᵉ :
garçon mort à 18 mois, en 1919. A la mort des deux
derniers enfants, le père était très malade. Logement
exigu ; entassement.

A. P. : Lymphatique aux chairs molles et flasques. Œdème
lymphatique des lèvres. A eu de l'impétigo de la face.
Polyadénites (régions carotidiennes, nuque, aines). Poids
et taille normaux. Circulation préthoracique très développée à la partie supérieure du thorax, surtout à
gauche.

Soufle interscapulaire intense, bilatéral, avec résonance
voix. Son bref sous la clavicule gauche ; submatité sous
la clavicule droite. Inspiration rude, expiration soufflante des deux côtés. En arrière, son bref des deux
fosses sus-épineuses, surtout à gauche. Matité aux deux
bases. Respiration rude aux sommets, obscure aux bases.

Radioscopie : Gros ganglions des hiles. Lésions du sommet gauche et de la base droite (tractus fibreux).

5. Da... Anna, 6 ans. Père mort phtisique, 37 ans, en 1919.
Etait malade depuis 1912. Gros excès alcooliques (ouvrier
usines Solvay).

Mère : 34 ans, bien portante (vue).

Enfants : 7. — 1) Garçon, 14 ans, bien portant ; 2) fille
11 ans, bien portante ; 3) garçon 10 ans, lymphatique,
adénoïdien. Est à l'hospice ; 4) garçon mort à 3 ans, de
méningite ? ; 5) enfant actuelle ; 6) garçon de 4 ans,
chétif, bronchites fréquentes, asthme. Rhumatisme aigu
en 1921 ; 7) fille de 2 ans, bien portante.

Le père est tombé malade entre la 2e et la 3e grossesse.

Tous les enfants nourris exclusivement au sein. Les
grands-parents paternels sont morts tous deux tuberculeux (à 50 ans et à 40 ans). Deux oncles paternels
morts d'affections pulmonaires en 1917.

A. P. : Chétive. Cils longs. Sclérotiques bleues. Bosses
frontales saillantes. Poids : 14 kgs au lieu de 17. Taille :
0m 98 au lieu de 1m 08.

Incisives écartées et convergentes en haut et en bas. Légère
circulation préthoracique. Adénites inguinales. *Souffle
interscapulaire et résonance voix.* Son faible des deux
côtés à la percussion, surtout sous la clavicule droite.
Respiration rude en avant.

Radioscopie : Ganglions des deux côtés. Le sommet gauche
s'éclaire mal.

Un frère, Da... Edmond, 10 ans. A l'hospice. Chétivité.
Poids : 23 kgs au lieu de 25 kgs 6. Taille : 1m 21 au
lieu de 1m 30. *Souffle interscapulaire* et résonance de la
voix. Rien aux poumons.

6. Bu... Germaine, 11 ans. Père : 40 ans, tailleur. Congestion pleuro-pulmonaire en 1917 (20 % d'invalidité). Mère : 34 ans, brodeuse, bien portante (vue).

Grossesses : 5.

    1) Garçon, 12 ans, lymphatique, taches rousseur, tousse et maigrit (vu). Souffle interscapulaire.

    2) Enfant actuelle, toujours délicate.

    3) Garçon, 8 ans. Erythème noueux en 1920. Atonie gastrique. Terreurs nocturnes.

    4) Fausse couche de 3 mois.

    5) Fausse couche de deux mois.

Tous les enfants nourris au sein. Le père, que nous avons vu depuis, est atteint d'une indusration des deux sommets (hémoptysie en 1920).

A. P. : Lymphatique, cheveux fins et soyeux. Eczéma sec des joues ; joues facilement couperosées. Pilosités parotidiennes. Circulation préthoracique. A eu rougeole et varicelle. Bronchites à répétition.

Souffle interscapulaire au niveau de la 2e D. et résonance de la voix.

Radioscopie : Ganglions des deux hiles, surtout à droite. Rien aux poumons.

7. Rouy... Suzanne, 10 ans. A. .H : Père, relieur, mort de phtisie, en 1919, à 39 ans. Mère bien portante.

3 frères et sœurs sujets aux bronchites étant petits.

A. P. : Séborrhée à répétition. A eu rougeole, coqueluche. Strabisme convergent des deux yeux. A marché à 3 ans.

Pas de souffle interscapulaire.

Radioscopie : Rien d'anormal.

8. Fr... Lucienne, 12 ans. Pas d'antécédents tuberculeux.

A. P. : Nourrie au sein. Gracilité, acrocyanose, engelures aux pieds. Pilosités très marquées dans le dos et aux avant-bras. Impétigo cuir chevelu et gale en 1920. Petits ganglions sous-maxillaires. *Souffle interscapulaire* se propageant surtout à gauche.

Radioscopie : Ganglions aux deux hiles.

9. Rec... Marguerite, 8 ans. Père bien portant, alcoolique.
   Mère morte, grippe. 4 enfants, tous vivants.
   A. P. : Blépharite chronique, coryza. Extrémités violacées. Impétigo cuir chevelu. Ganglions sous-maxillaires
   et inguinaux.
   Souffle interscapulaire. Son plus bref fosse sus-épineuse
   gauche et respiration faible.
   Radioscopie : Ganglions des hiles. Le sommet gauche
   s'éclaire mal.

10. Fi... Georgette, 9 ans. Assistée. A. P. : Bosses frontales
    développées. Cils longs bouclés, sclérotiques bleues.
    Peau kératosique aux coudes. Pilosités gouttières ver-
    tébrales, face et coudes. Acrocyanose. Poids : 21 kgs au
    lieu de 23 kgs 9. Taille : 1^m 18 au lieu de 1^m 24. Deux
    poussées d'albuminurie en 1919. Légère scoliose, graci-
    lité des membres ; omoplates détachées. De temps en
    temps (fin mai 1921), poussées de bronchite, avec amai-
    grissement, pâleur.
    Souffle interscapulaire bilatéral. Son faible aux sommets.
    Submatité sous la clavicule gauche, avec respiration
    rude.
    Radioscopie : Enorme ganglion du hile gauche (grosseur :
    œuf de pigeon). Lésions du sommet gauche.

11. Bi... Victorine, 9 ans. Assistée. Chétive. Poids : 20 kgs 5
    au lieu de 23 kgs 9. Taille : 1^m 10 au lieu de 1^m 24.
    Cils longs ; sclérotiques bleues ; extrémités froides et
    violacées. Adénites sous-maxillaires. *Gros souffle inter-
    scapulaire* et résonance de la voix des deux côtés. Son
    plus bref sous la clavicule droite ; respiration rude.
    Radioscopie : Ganglions des deux hiles. Rien aux poumons.

12 An... Alice, 12 ans. Assistée. Lymphatique blonde, chairs
   molles, taches de rousseur. Poids : 28 kgs au lieu de
   33 kgs 8. Taille : 1^m 30 au lieu de 1^m 41. Adénoïdisme.
   Coryzas fréquents ; nez épaté. Acrocyanose. Adénites
   sous-maxillaires. A eu rougeole. Ictère catarrhal en
   1920.

Souffle interscapulaire et résonance voix, à hauteur des Ire-IIe V. D. Sous la clavicule gauche, tympanisme ; inspiration rude ; expiration soufflante.

Radioscopie : Chaînes ganglionnaires bilatérales et lésions du sommet gauche.

Vu : Un frère, An... Lucien, 10 ans. Hypotrophique ancien. Infantilisme. Très petite taille. Bosses frontales saillantes. *Souffle interscapulaire ;*

Et une sœur de 16 ans. Acrocyanose. Pas de souffle constaté.

CATÉGORIE III

1. Lan... Louise, 9 ans. Entrée pour incontinence d'urine.
A. H. inconnus. A. P. : Lymphatique. Poids et taille nor,-maux. Cils noirs et longs. Sclérotiques bleues. Circulation préthoracique. Extrémités violacées. *Souffle interscapulaire.* Matité dans les deux premiers espaces, en avant et à droite. Inspiration rude des deux côtés. En arrière, inspiration rude, expiration soufflante à droite, avec résonance de la voix.
Radioscopie : Grosses lésions hilaires bilatérales. Noyau obscur sous la clavicule droite.

2. Des... Marcelle, 8 ans. Assistée. Entrée pour impétigo.
Lymphatique ; taches de rousseur. Anciennes déformations rachitiques des deux jambes. Gros ventre. Front très bombé. Etat duveteux des joues et des bras. Poids : 19 kgs au lieu de 21. Taille : 1^m 04 au lieu de 1^m 19.I
Souffle interscapulaire. Son faible fosses sus-épineuses, et respiration obscure. En avant et à droite, son faible et bref ; respiration obscure et expiration soufflante.
Radioscopie : Ganglions aux hiles. Les sommets s'éclairent peu, surtout le gauche.

3. Ch... Henriette, 10 ans. Entrée pour impétigo du cuir chevelu. A. H. inconnus. Lymphatique aux chairs molles, étoffée. Extrémités froides. Légère circulation préthoracique. Poids normal. Taille : 1^m 25 au lieu de 1^m 29.

Souffle interscapulaire intense, se propageant surtout à
droite. En arrière, obscurité du son aux deux fosses sus-
épineuses ; inspiration rude ; expiration soufflante et
bronchophonie à droite et au sommet. En avant, son
faible à gauche, submatité à droite.

Radioscopie : Ganglions à droite et à gauche. Traînées
sombres irradiant dans les poumons, surtout à droite.

4. Du... Madeleine, 12 ans. Voir observation plus haut (observation n° 5 du dossier « Garçons »).

5. Ep..., Renée, 11 ans. Voir observation plus haut (observation n° 18 du même dossier).

6. Ler... Elisabeth, 8 ans. Entrée pour gale. A. H. : Père
mort accidentellement en 1920. Grand'père paternel,
mort tuberculeux en 1916 (pleurésie).

Mère : 34 ans, bien portante. Enfants : 4. Un mort de
gastro-entérite (était élevé au biberon). Les trois autres
à l'hospice.

A. P. : Lymphatique, gracile. Poids normal. Taille : 1^{m}10
au lieu de 1^{m}19. Cils longs. Sclérotiques bleues. A été
légèrement rachitique.

Souffle interscapulaire intense. Expiration soufflante sous
la clavicule droite.

Radioscopie : Petits ganglions aux hiles.

Une sœur : Ler... Pierrette, 12 ans. Entrée pour gale.
Gracile. Cils longs et bouclés. Sclérotiques bleues. Pilosités. Poids et taille normaux. Circulation préthoracique
surtout marquée à droite. *Souffle interscapulaire intense.*
Son faible fosses sus-épineuses, surtout à droite ; inspiration rude à gauche. En avant, son plus faible surtout
à droite, avec résonance de la voix. Respiration rude
des deux côtés.

Un frère : Ler... Jean, 9 ans. Entré pour gale. Pas de
souffle interscapulaire.

7. Naz... Geneviève, 11 ans. A. H. : Père, maçon. Bronchites
fréquentes. Mère décédée phtisique en 1919 (malade

2 ans). Enfants : 2. Oont été nourris au sein les premiers mois.

A. P. : Lymphatique, gracile, taches de rousseur. Poids :
22 kgs au lieu de 29. Taille : $1^m 26$ au lieu de $1^m 34$.
Cils longs, sclérotiques bleues. Adénoïdisme. Pilosités
marquées. Incurvation rachitique ancienne des membres inférieurs (déformation en double parenthèse).
Souffle interscapulaire. Rien aux poumons.
Radioscopie : Petits ganglions des deux côtés. Poumons
normaux.

8. Ack... Claire, 7 ans. A. H. inconnus. Lymphatique chétive. Poids : 16 kgs au lieu de 19. Taille : $1^m 07$ au lieu
de $1^m 13$. Coqueluche en 1919. Thorax étroit à sa partie
supérieure. Circulation préthoracique. *Gros souffle interscapulaire* à droite de la IIe D. Son faible fosses sus-
épineuses et résonance de la voix. Submatité sous la
clavicule droite et inspiration rude, avec expiration prolongée.
Radioscopie : Gros ganglions des deux hiles. Irradiations
fibreuses sous la clavicule droite. Cœur droit dilaté.

9. Wi... Louise, 12 ans. Assistée. Entrée pour gale. A. P. :
A eu une pleurite de la base droite en 1920. Cils longs,
adénites cervicales. Pilosités du dos. Circulation préthoracique bilatérale. Poids : 28 kgs au lieu de 33.
Taille : $1^m 33$ au lieu de $1^m 41$. *Gros souffle interscapulaire.* Matité aux deux bases en arrière avec vibrations
abolies. A gauche, respiration normale. A droite, inspiration rude et basse, expiration soufflante et renforcée
avec forte résonance de la voix. En avant : à droite, son
plus faible sous la clavicule et expiration prolongée.
Tympanisme à gauche.
Radioscopie : Grosses lésions ganglionnaires et pleurite.
Obscurité sous la clavicule droite.

10. Set... Louise, 9 ans. A. H. : Père mort accidentellement.
Mère morte phtisique en 1917. A. P. : 2 frères vivants.
Une sœur morte tuberculeuse en 1919, à 16 ans. Gan-

glions sous-maxillaires. Poids normal. Taille : $1^m 21$ au
lieu de $1^m 24$. En février 1921, signes de pleurite légère
(à l'hôpital, Pavillon Mauvais). On note : submatité et
obscurité respiratoire base gauche. Respiration un peu
rude au-dessous et en dedans de l'omoplate gauche, avec
légère augmentation des vibrations.

Avril 1921 : *Gros souffle interscapulaire* se propageant
surtout à droite. Son bref fosse sous-épineuse droite.

Radioscopie : Gros ganglions. Traînées irradiées dans les
deux poumons.

11. Re... Hélène, 4 ans. A. H. inconnus. A. P. : Coqueluche
et rougeole en 1919. Tousse depuis, appétit diminué.
Lymphatique, blépharites. Poids et taille normaux.
Gros souffle interscapulaire, se propageant surtout à
gauche. Rien aux poumons.

Radioscopie : Adénopathies moyennes. Traînées obscures
irradiant à gauche.

B. — Les antécédents héréditaires

Sur les 102 garçons que nous avons examinés, il nous
a été possible de relever les antécédents héréditaires de 53
d'entre eux. Dans le reste sont compris 34 assistés, dont
les antécédents doivent le plus souvent être laissés pour
très suspects.

Nos 53 garçons à hérédité connue appartiennent à
49 familles. On relate 29 fois des antécédents tuberculeux
héréditaires directs (père, mère, ou l'un et l'autre), ce qui
fait ressortir à 59 % la proportion de l'hérédité (1).

---

(1) Connaissant les reproches adressés aux statistiques de cette nature, qui sont établies généralement au moyen de documents discuta-
bles (inexactitudes d'indications obtenues des familles, volontaires ou

Le père seul est trouvé tuberculeux.......... 13 fois.

La mère seule.............................. 12 —

  (Et l'oncle maternel, 1 fois).

Le père et la mère, ensemble...:.............. 3 —

La mort du père est relevée 7 fois, celle de la mère 8 fois. Dans ce dernier décompte, les deux parents (père et mère) sont morts, phtisiques, l'un et l'aure, 2 fois.

Détail de l'hérédité. — Chez nos 19 scrofuleux :

  9 fois, l'hérédité tuberculeuse des parents est prouvée ;

  5 fois, l'hérédité est très suspecte (assistés) ;

  4 fois, les antécédents sont incomplètement connus.

Nous ferons volontairement abstraction du taux de fréquence chez les sujets (garçons et filles) de la catégorie II, puisque les besoins du classement, à l'hospice, les avaient dans plusieurs cas, déjà fait grouper, en prenant précisément pour base leur ascendance.

b) *Filles.* — Sur nos 98 filles, nous avons pu relever des antécédents héréditaires 49 fois. Ces 49 filles appartiennent à 44 familles. 31 fois (soit dans 70 % des cas), nous relevons des antécédents de père ou mère (6 fois, ces antécédents font partie double, pour avoir déjà été attribués à un ou plusieurs frères, compris dans le relevé précédent). Ces 31 cas d'hérédité intéressent 35 fillettes (3 fois, il y a 1 ou 2 sœurs). La répartition est la suivante :

---

non', nous nous sommes attaché à ne maintenir dans nos relevés que les cas basés sur des documents certains ou très probables. Nous avons pu examiner des parents (père, mère, frères ou sœurs) à diverses reprises. Nous avons aussi « recoupé » aussi souvent que possible nos renseignements, en variant nos sources d'information.

Le père seul est tuberculeux..... 10 fois.

La mère seule................. 16 —

Le père et la mère, ensemble..... 5 —

Notons que, dans 3 cas, la mère est ou a été scrofuleuse.

Détail de l'hérédité. — Chez nos 23 scrofuleuses :

12 fois, l'hérédité tuberculeuse des parents est prouvée ;

7 fois, l'hérédité est très suspecte (assistées).

Les autres fois, l'hérédité n'est qu'imparfaitement connue.

C. — Observations générales

Il n'est pas utile de revenir une fois de plus sur un fait que nous avons longuement cherché à établir. C'est la fréquence considérable des tuberculoses latentes, dans l'enfance, établie par tous les modes de recherches (anatomique, clinique, radiologique, etc.). En ce qui nous concerne, 50 %, en moyenne, d'enfants réputés bien portants, admis à l'hospice pour des lésions banales (affections cutanées, lymphatisme) ou même pour de pures raisons morales d'assistance (abandonnés, indigents), sont reconnus atteints d'adénopathies chroniques ou de lésions ganglio-pulmonaires. A la radioscopie, cette proportion monte à 76 % (elle est même des 9/10es chez les filles passées aux rayons X). (Ces résultats sont à rapprocher de ceux obtenus par Roux et Josserand, mentionnés plus haut. Sur une proportion de 44 % de lésions constatées radiologiquement, ces auteurs n'avaient pu en déceler cliniquement que 20 %, fraction correspondant aux adénopathies de gros ou de moyen volume.)

Certes, on aurait tort, pensons-nous, de généraliser une proportion aussi imposante à tous les enfants du même âge, à des enfants choisis, en particulier, dans d'autres milieux.

Presque tous nos sujets sont tarés à l'origine (tuberculose, syphilis, alcoolisme, débauche, misère, immoralité, etc.) ; et, par suite, sont, ou déjà contaminés, ou prédisposés.

Un fait doit frapper cependant. Malgré le nombre considérable des infectés, malgré des conditions hygiéniques et économiques souvent déplorables, on relève peu d'évolutions aiguës. Ce fait est à rapprocher de la grosse mortalité que l'on est accoutumé à rencontrer, en bloc, dans les milieux ouvriers et pauvres, même dès l'enfance.

Mortalité dans des familles tuberculeuses. — Nous avons dépouillé soigneusement les antécédents de 38 ménages, dont un des membres, au moins, était phtisique (père, mère). Ces ménages ont eu, ensemble, 187 enfants. 72 de ce senfants, au total, sont morts, soit une proportion de 38 %. Nous n'y avons pas compris les déchets, assez élevés, provenant des fausses couches. Mais, ce qui nous a frappé, c'est que la presque totalité de ces morts ont eu lieu dans la première enfance (entre la naissance et l'âge de 2 à 3 ans). Un certain nombre de ces décès, étiquetés « méningites, convulsions » doivent probablement être rapportés à une tuberculisation aiguë, mais pas tous ! Par ailleurs, c'est à l'âge où, chez ces descendants, se relèvent les chiffres les plus élevés de lésions latentes ou torpides (englobant jusqu'à 2/3 d'entre eux) que les évolutions bacillaires aiguës sont le plus rarement constatées.

Que le descendant de tuberculeux soit plus « tuberculisable », c'est un fait qui parait établi, quelque interprétation qu'on en donne. Mais que ce débile, cet amoindri, plus vulnérable aux causes générales (M. HAUSHALTER trouve, en bloc, chez ces enfants, une mortalité supérieure de 14 % à celle des enfants issus de parents sains), soit plus condamné à devenir phtisique et à mourir phtisique, comme on l'a cru longtemps, voilà qui ne paraît pas du tout correspondre à la réalité. Ce point, dont nous avons déjà parlé, pose un des aspects les plus intéressants de l'hérédité tuberculeuse.

Hérédo-syphilis et tuberculoses latentes ou torpides. — Nous avons fréquemment relevé la coïncidence de syphilis héréditaire et de manifestation tuberculeuses latentes ou torpides, chez un ou plusieurs individus d'une même famille, et nous ne parlons que des cas où cette hérédo-syphilis est évidente.

Sche... Marie, 17 ans. *Hérédo-syphilitique et scrofule.*
    Père, mécanicien, vivant, 44 ans.
    Mère, morte phtisique à 38 ans, en 1906. 6 grossesses :
        1) fille morte à 17 jours ; 2) garçon mort à 18 mois ;
        3) garçon mort à 3 ans ; 4) garçon mort à 4 ans ;
        5) enfant actuelle ; 6) garçon mort à 19 ans ; 7) fille
        vivante et bien portante.
    D'une 2° femme, a 4 filles vivantes et bien portantes.
    A. P. : Gommes cicatrisées partie inférieure de la cuisse
        droite. Acrocyanose. Adénites sous-maxillaires. Poumons
        normaux.
    Front olympien. Dents d'Hutchinson (microdonti et irrégularités). Légère opalescence cornée droite et déformation de la pupille.
    Paralysie faciale en janvier 1912. Strabisme interne passager de l'œil droit. Nystagmus, qui persiste encore. Petite

taille : 1^m 48. Anormale, à mémoire prodigieuse, réflexions surprenantes.

Gi... Paul, 5 ans. Assisté. Entré pour scrofule. Idiot. Pilosités dorsales. *Souffle interscapulaire*. Crâne volumineux ; circulation véineuse crânienne. Malformations dentaires (a été traité par des frictions hydrargyriques). Spina ventosa du petit doigt gauche.

Tr... Henri, 17 ans. Assisté. Crâne volumineux. Malformations dentaires. Entré en 1907. Cicatrices multiples d'anciennes lésions siégeant aux hanches et aux cuisses (certaines sont superficielles, d'autres adhérentes à l'os). Séquestres osseux éliminés en 1919. Reçoit du biiodure et du sirop Gibert depuis plusieurs années. *Souffle interscapulaire*.

Un frère de 7 ans, qui est à l'hospice, n'a pas de lésions externes, mais a un souffle d'adénopathie.

Ces observations (nous pourrions en joindre d'autres), semblent indiquer que les lésions scrofuleuses — qui sont incontestablement les plus typiques parmi les manifestations de tuberculoses torpides, — évoluent volontiers sur un terrain hérédo-syphilitique. Le virus tuberculeux, dès l'inoculation initiale, est-il modifié dans ses aptitudes, par suite d'une résistance spéciale que lui offre le terrain syphilisé, ou bien y a-t-il association pure et simple de deux virus ? Il n'est pas toujours commode de répondre à cette question.

Quoi qu'il en soit, un fait souvent observé en clinique, est le suivant : Un jeune sujet porteur de manifestations de « scofulate de vérole » reçoit le traitement spécifique, soit à titre curatif, soit comme pierre de touche. Les lésions se modifient, mais incomplètement, et, en tout cas, avec une lenteur incomparablement plus grande que ces lésions hérédo-syphilitiques florides que sont les syphi_ lides génitales, péri-anales, ou péri-buccales des jeunes enfants.

Il y a plus. Nous avons parlé des tuberculoses viscérales torpides de l'enfant. Nous relatons brièvement, ci-dessous, une observation recueillie à la clinique de M. le professeur HAUSHALTER, d'un cas de tuberculose fibro-caséeuse chez une fillette de 11 ans. Cette tuberculose est absolument torpide, et elle existe, sous cette forme, depuis une époque indéterminée, car c'est fortuitement qu'elle a été découverte. Elle n'a pas la moindre tendance évolutive depuis plus d'un an, époque où on l'a dépistée, et enfin, l'état général de cette « pseudo-malade » est aussi satisfaisant qu'on peut souhaiter, les allures de cette fillette sont celles d'une enfant bien portante. De plus, on relève des stigmates indiscutables d'hérédo-syphilis.

La... Célestine, 11 ans. Assistée. Facies stupide. Arriérée. Bosses frontales saillantes. Nez en lorgnette. Ecartement des dents ; absence des incisives latérales. Fissures aux lèvres. Taille d'une fillette de 6 à 7 ans ; mais assez trapue. Etait à l'Hospice Thierry, à Maxéville.

Envoyée à l'hôpital le 14 février 1921 (Service de Clinique Infantile). A la percussion : en avant et à droite, sonorité normale. A gauche, tympanisme. En arrière, submatité dans les fosses sus et sous-épineuses des deux côtés. Auscultation : nombreux râles secs sonores au niveau de la clavicule gauche, craquements aux deux sommets. Frottements pleuraux.

Pendant trois jours, température entre 38 et 39°. Puis défervescence lente. Un Wassermann pratiqué à cette date se montre négatif.

Les signes physiques survivent à la fièvre.

Le 7 avril, les râles ont diminué, mais il reste un gros souffle de la fosse sous-épineuse gauche.

A cette date, nous relevons, en outre, les signes suivants : adénites sous-maxillaires. Légère circulation préthoracique du côté droit. *Souffle intense de toute la région interscapulaire*, avec résonance de la voix.

A diverses reprises, d'avril à juillet, nous avons noté les signes suivants, qui variaient très peu : tympanisme en avant sous la clavicule gauche, avec expiration très soufflante. A droite, respiration rude. En arrière, submatité des fosses sus et sous-épineuses gauche, avec nombreux craquements et râles sonores.

Du 23 au 28 novembre, nouvel épisode, caractérisé surtout par de, la fièvre, une légère expectoration et un renforcement passager des signes d'auscultation. Température : 38 à 39°. Alpyrexie le 29 novembre. Mêmes signes que précédemment au sommet gauche, craquements, expiration soufflée en arrière, pluie de râles crépitants sous la clavicule).

28 novembre : Wassermann négatif.

Reçoit du biiodure depuis plusieurs mois. Plusieurs examens de crachats ont été pratiqués. On a découvert du bacille de Koch en novembre.

Quelques remarques sur l'hérédité et l'évolution des scrofulo-tuberculoses. — Nous avons noté que les scrofuleux, dans le plus grand nombre de nos observations, ont des antécédents tuberculeux avérés ou ont une hérédité très suspecte. Chaque fois que nous avons pu, nous avons examiné des frères ou sœurs de sujets scrofuleux ; le plus souvent, ces individus étaient porteurs de lésions latentes. Cependant nous n'avons pas eu occasion de rencontrer de progénitures dont les membres soient, ou en totalité, ou en nombre assez élevé, atteints de lésions scrofuleuses récentes ou anciennes. La règle pour nous a été de relever, dans une famille, un ou deux sujets scrofulo-tuberculeux, au milieu d'un certain nombre d'autres qui sont demeurés indemnes de ces manifestations.

Par contre, nous avons relevé quelques cas d'enfants scrofulo-tuberculeux descendant de mères qui étaient elles-mêmes d'anciennes scrofuleuses.

Fa... Marthe, 11 ans. Lymphatique malingre ; taches de rousseur. Poids : 17 kgs au lieu de 26. Taille : 1^m 27 au lieu de 1^m 29.

Présente, de plus, des stigmates hérédo-syphilitiques : front natiforme, nez épaté, dents mal plantées.

Lésions scrofuleuses, en grande partie cicatrisées depuis quelques mois seulement. Il y a descicatrices d'anciennes gommes de la région mentonnière et des tractus cicatriciels aux deux avant-bras, sur lesquels s'ouvrent encore deux fistules.

La malade est entrée à l'hospice en 1920 ; et, en plus du traitement général (héliothérapie), elle a reçu du sirop Gibert. On note une amélioration assez lente. En novembre 1921, l'état est celui que nous indiquons plus haut.

Rien aux poumons. Mais souffle interscapulaire à droite des Ire, IIe, Ve D. Cette fillette est scrofuleuse depuis l'âge de 18 mois. Les lésions auraient débuté, à cette époque, aux membres inférieurs, puis auraient progressé lentement depuis, guérissant en un point et réapparaissant en d'autres régions.

Elle est la seule scrofuleuse sur 4 enfants vivants, et sa mère est une ancienne scrofuleuse.

Détail de l'hérédité : Père mort à la guerre, en 1915. Etait employé de tramways. Etait bien portant.

Mère : vue. Est bien portante. Elle a eu, étant jeune, dans la région sterno-mastoïdienne gauche, des abcès froids dont il reste des cicatrices souples. A été réglée à 15 ans.

Aucun scrofuleux parmi ses frères et sœurs, mais un de

ses frères, bronchitique depuis plusieurs années, a succombé, en 1914, à la suite d'hémoptysies. Sa mère (donc la grand'mère de l'enfant actuelle) était asthmatique.

A eu 11 grossesses : 1) fille morte à 4 mois (la mère avait été albuminurique à la fin de sa grossesse) ; 2) fausse couche de 5 mois ; 3) la troisième est une fille bien portante. Elle a 15 ans, est de petite taille, délicate, et *a un souffle interscapulaire* (vue) ; 4) fausse couche de 6 mois ; 5) et 6) jumelles mortes à 3 jours ; 7) enfant actuelle ; 8) fille de 8 ans (vue). Lymphatique anémique, a de nombreux petits ganglions du cou, sujette aux bronchites. *Souffle interscapulaire ;* 9) fille morte de méningite à 14 mois ;10) garçon bien portant ; 11) fausse couche.

Il est des cas qui autorisent à se poser la question, non pas seulement d'une hérédité scrofulo-tuberculeuse générale, mais aussi d'une hérédité d'espèce.

Di... Charles 16 ans, et Di... Marie, 15 ans (frère et sœur).

Di... Charles : Petit. Infantile. Pilosités. Kératose pilaire. A été à Berck pendant 5 ans, puis a été placé chez un cultivateur. Gibbosité, de la VIIe D à la Ve L (suite de mal de Pott guéri).

En 1921, au début de l'année, se plaint de douleurs dans le cou-de-pied gauche. En avril, gonflement et fièvre. Tumeur blanche. On applique un plâtre en juin.

Di... Maria : Infantile. Poids : 21 kgs au lieu de 26. Pilosités nombreuses aux bras, avant-bras, région scapulaire et gouttières vertébrales. Joues plaquées ; coryzas à répétition. Réseau veineux préthoracique très développé. Adénopathie sous-maxillaire.

A l'âge de 7 ans, mal de Pott dorso-lombaire ayant guéri en laissant une grosse saillie angulaire. Nombreuses fistules des régions inguinale et costo-iliaque gauche. Est à l'hospice depuis juillet 1913, sans grande amélioration locale.

Souffle interscapulaire, qui a été noté intense, en novembre 1919.

Antécédents familiaux : Père, 54 ans, jardinier. *Bronchite chronique et emphysème.* Alcoolique. Malade depuis l'âge de 26 ans (un de ses frères était asthmatique). A eu une attaque de *rhumatisme aigu généralisé*, il y a 9 ans (malade 1 mois).

Mère : *Rhumatisme chronique déformant* (hospitalisée à la Maison de Secours). Doigts des deux mains immobilisés en extension ; douleurs ; amyotrophies. Genoux ankylosés en flexion aiguë. Cachexie. Présente de plus des *signes de phtisie à marche lente* (diminution de sonnité, craquements, foyers diffus de râles humides, souffle), toux quinteuse, expectoration.

Ce ménage a 4 enfants : l'aîné, 27 ans, sujet aux bronchites ; le 2ᵉ, qui a 20 ans, est chétif, et a eu des hémoptysies ; les 3ᵉ et 4ᵉ sont les enfants dont il s'agit.

Péter a noté l'effet, chez les descendants de tuberculeux, de ces associations de prédispositions. « L'hérédité biparentale, dit-il, est singulièrement active. Ainsi, un des géniteurs est-il tuberculeux, l'autre rhumatisant, les chances morbides de l'enfant sont plus complexes. Il aura, par exemple, des arthrites qui deviendront tumeurs blanches. Si les conjoints ont même diathèse, celle-ci est, pour ainsi dire, portée au carré. »

Nos observations, qui portent sur quarante-deux scrofuleux, témoignent toutes de l'extrême torpidité de ces lésions. Tels de nos malades sont à l'hospice depuis sept à huit années, et y étaient entrés vers l'âge de deux-trois ans, déjà scrofuleux. Les lésions sont demeurées indéfiniment les mêmes, ou à peu près. Ou bien elles changent de territoires, mais conservent leurs caractères.

Souvent, la scrofule apparaît dès la fin de la première enfance.

> Bi... Jacqueline, 16 mois (hypotrophique. Anémique. Rachitisme léger. Pèse 6 kgs 900 en mars 1921 (à son entrée à l'hospice). Hospitalisée parce que sa mère est entrée à l'hôpital pour ictère catarrhal. De plus, *présente à la région parotidienne droite, une toute petite gomme*, de la grosseur d'un grain de chénevis. Cette gomme adhère à la peau, et s'ouvre, 15 jours plus tard, en laissant une petite induration violacée. Pas d'autres accidents cutanés depuis.
>
> Mais, dès cette époque, on constate des micropolyadénopathies ; des pilosités de la face et des régions dorsales ; un souffle interscapulaire, de la submatité aux bases. Poussées de fièvre de temps en temps et bronchites.
>
> Janvier 1922. Cils longs, sourcils touffus. Moins anémique. Marche depuis 3 mois. Teinte bleue des sclérotiques.
>
> A. H. : Père, 36 ans,. Alcoolique et ivrogne. Etat de santé inconnu ; mais deux de ses sœurs sont mortes tuberculeuses à 32 et 42 ans ; sa mère était asthmatique.
>
> La mère a eu 12 grossesses : 5 fausses couches. 3 enfants morts : 1 enfant mort à 3 semaines, était prématuré de 8 mois ; 2 morts de convulsions, à 7 et 27 mois.
>
> L'enfant actuelle, qui est la dernière, pesait 4 kgs à sa naissance ; elle était à terme.

On pourrait supposer que les premières lésions scrofuleuses, du moins celles du tout jeune âge, apparaissent le plus souvent à la face. Ceci donnerait raison à ceux qui pensent que le caractère torpide et bénin des lésions de scrofule peut être en rapport avec une inoculation primitive du virus par voie cutanée ou muqueuse, ce qui lui permettrait de « cultiver » plus ou moins longtemps dans des territoires à circulation lymphatique active, où il s'atténuerait. Il n'en est rien. Plusieurs fois, en interrogeant les parents, nous avons appris qu'une première lésion, très précoce, avait siégé sur d'autres parties du corps — aux extrémités notamment.

Malgré des lésions locales qui peuvent être graves (elles entraînent parfois des délabrements étendus des parties molles, des nécroses osseuses), nos scrofuleux s'acheminent le plus généralement vers une lente guérison. Il suffit de les y aider par une bonne hygiène générale. Seules des suppurations prolongées, lorsque des infections secondaires interviennent, peuvent, du fait des dégénérescences amyloïdes, exposer à de sérieuses aggravations. Mais c'est rare. Nous connaissons tel sujet qui, à son entrée, paraissait être au dernier degré de la cachexie, qui était porteur de suppurations osseuses multiples, dont la face, dont les membres, dans leur plus grande étendue, ne formaient qu'une vaste plaie (amas de gommes ramollies ou suppurantes), — rachitique et hérédo-syphilitique en plus, — qui s'est lentement amélioré, et qui travaille aujourd'hui à la ferme de l'hospice où il est classé parmi les travailleurs les plus vaillants.

En règle générale, les lésions scrofuleuses constatées chez nos malade tendent à s'éteindre aux confins de l'adolescence. On peut supposer que ces sujets sont bien guéris, et qu'on retrouvera plusieurs d'entre eux sous l'étoffe de ces adultes, — surtout femmes, — vigoureux qui ne gardent comme vestige d'une enfance accidentée que ces zébrures, ces étoilements, qui leur couturent ou leur balafrent le cou, ou les membres.

Tuberculoses latentes viscérales quelconques. — Nous avons dit que des lésions latentes peuvent exister en dehors de l'appareil ganglionnaire, en dehors du poumon, et que ce fait montre bien que la latence, la torpidité ne sont pas toujours liées à la localisation de ces lésions. On sait qu'on rencontre, de temps en temps, aux autopsies, des tubercules encéphaliques, les uns crus, les autres plus ou moins fibreux, et que ces tubercules ont parcouru leur évolution anatomique chez des sujets qui n'en étaient pas autrement incommodés, et qui ne sont pas, pour cela, morts phtisiques. Quand ces lésions ont fourni des symptômes pendant la vie, il s'est agi de symptômes de foyers analogues à ceux d'une tumeur cérébrale quelconque, et non pas de manifestations d'infection ou d'intoxication tuberculeuses. Nous reproduisons brièvement une observation où le diagnostic du tubercule de la base de l'encéphale a pu être porté avec vraisemblance :

Voi... René, 10 ans. A. H. : Père, cordonnier, mort phtisique en 1919. Alcoolique (a eu un frère mort d'affections chroniques des voies respiratoires). Mère morte phlébite, suite de couches (1920). A eu 8 grossesses : 5 enfants morts de convulsions, en bas âge, étaient venus à terme. 3 vivants. Tous les enfants ont été au contact du père pendant sa maladie (cependant ne couchaient pas dans la même pièce).
A. P. : Petit. Taille : $1^m 17$ au lieu de $1^m 30$. Poids : 23 kgs au lieu de 25 kgs 6. *Souffle interscapulaire.* Son faible sous les deux clavicules. Inspiration rude des deux côtés, expiration soufflante à droite. Quelques ganglions cervicaux.
Syndrome cérébelleux en août 1919 (démarche ébrieuse, titubante ; léger strabisme ; chute des paupières). Il n'y a pas de modifications du fond de l'œil.
Le Wassermann, à cette date, est négatif. Même état tout l'hiver.
En mars 1920, sirop Gibert. En juillet 1920, toujours

même état : démarche ébrieuse, chute des paupières, strabisme interne œil gauche.

En février 1921, la titubation a en grande partie disparu. Son frère, Voi... Raymond, 16 ans, est à l'hospice. Infantile. Taille : $1^m 44$ au lieu de $1^m 60$. Poids : 35 kgs au lieu de 48 kgs. Pâle, anémique. Oreilles en anse. Circulation veineuse préthoracique très accentuée. *Souffle interscapulaire* avec bronchophonie. Aux poumons : en arrière et à droite, expiration prolongée et soufflante. Résonance de la voix.

CHAPITRE V

La préservation antituberculeuse de l'enfance et de la jeunesse

Plan général de lutte antituberculeuse

Nous résumons, comme suit, en nous inspirant d'un rapport de M. Rendu (Conseil général de la Seine, 1914) le plan d'un système de préservation et de cure :

I. *Préservation proprement dite.* — Non tuberculeux, mais famille contaminée : a) Nourrissons : Eloignement (pouponnières et centres d'élevage) ; b) Enfants plus âgés : Œuvre Grancher et œuvres similaires.

II. *Organisations mixtes de préservation et de cure.* — Prédisposés tuberculeux, ou tuberculeux latents (non contagieux). Parents indemnes : Colonies de vacances. Ecoles en plein air. Ecoles au soleil (externat ou internat).

III. *Organisations ayant surtout un but curatif.* — a) tuberculeux avérés, mais inactifs ; b) tuberculeux externes, scrofulo-tuberculeux : Sanatoria marins.

c) Tuberculeux pulmonaires, à lésions ouvertes : Sanatoria à l'altitude et à la campagne.

d) Convalescents ou tuberculeux chroniques torpides :
Colonies sanitaires et de travail. Villages sanitaires (agricoles et industriels).

Organe de liaison : Le *Dispensaire antituberculeux.*

Organisations de préservation proprement dites

A. PROTECTION DU NOURRISSON

1) L'enfant ne naît pas tuberculeux. Il se tuberculise par contagion ; et la source de cette contagion se trouve, avant tout, dans le milieu familial infecté. Toutes les statistiques s'accordent pour démontrer que la tuberculose du nourrisson, rare avant trois mois, prend une fréquence régulièrement croissante, à mesure que se répètent les contacts infectants.

2) La tuberculose du nourrisson est une tuberculose grave, souvent mortelle. Rappelons-nous les relevés de HAMBURGER et SLUKA, HUTINEL, MANTOUX, etc.

Ces faits indiquent la nécessité d'une prophylaxie rigoureuse chez les enfants du premier âge.

Sans entrer dans le détail des discussions auxquelles ont donné lieu les théories sur le mode de pénétration du virus (voies respiratoires, voies digestives, muqueuses, peau, etc.), on peut admettre que l'enfant est surtout exposé à être infecté par ses organes respiratoires et digestifs.

BEHRING a prétendu que le lait infecté était la cause la plus fréquente de la tuberculose humaine. VALLÉE, CALMETTE, ont considéré ce mode de contamination comme presque exclusif. Quoique cette opinion soit très discutable, il y a lieu de prendre des précautions vis-à-vis des animaux qui donnent leur lait, et vis-à-vis du lait lui-même.

Il serait utile, en particulier, de soumettre les bêtes laitières à l'épreuve de la tuberculine, et d'éliminer celles qui réagissent fortement. Cette précaution sera particulièrement recommandable quand on aura recours au lait d'une seule vache, l'espèce bovine, dont le lait est le plus communément utilisé par le nourrisson humain, étant aussi l'espèce le plus fréquemment tuberculeuse. Lorsque le lait a été recueilli par ramassage, on admet que les quelques bacilles qui ont pu y être introduits par un petit nombre d'animaux bacillifères sont suffisamment dilués pour enlever à ce liquide tout pouvoir infectant.

Il y a lieu de remarquer que l'ébullition du lait, si elle est bien faite, suffit à détruire les bacilles, et à réduire considérablement les risques de contamination.

L'usage des laits bouillis ou stérilisés est aujourd'hui très répandu dans l'alimentation des enfants qui ne sont pas allaités au sein. On cherche, de plus, dans certains milieux, à écarter de la consommation infantile le lait des vaches tuberculeuses. L'adoption de ces mesures ne semble pas avoir fait varier la mortalité par tuberculose, qui offre, d'ailleurs, un pourcentage faible chez le nourrisson. La stérilisation des laits, si importante au point de vue de la prophylaxie de la diarrhée et des dystrophies des nourrissons, n'a qu'un rôle très restreint en matière de prévention tuberculeuse. Aussi ne faut-il compter que peu sur les « Gouttes de Lait » et les crèches dans la lutte antituberculeuse du premier âge.

C'est contre la contagion familiale qu'il faut, avant tout, prendre des mesures.

Tous les membres de la famille sont dangereux pour le jeune enfant, y compris les personnes qui leur sont adjointes (domestiques). Mais la mère, en particulier, est d'autant plus à craindre que son rôle naturel rend très fréquents des contacts avec son enfant (tétées, habillages, berçage, caresses, baisers, etc.). C'est principalement le contact intime réalisé par l'allaitement au sein qui est dangereux.

Le lait lui-même de la femme tuberculeuse est-il dangereux ? Il est exceptionnel qu'il renferme des bacilles. (Bang, Moussous, Schlossmann.) Mais un lait faiblement bacillifère, ou non bacillifère, ne peut-il pas, dans les conditions qui nous occupent, servir de véhicule à des produits toxiques ? C'est ce que croit prouver Pasquale de Michele. Ayant rendu des femelles tuberculeuses après le part, il constata que le lait ne renferme pas de bacilles, mais que, cependant, les petits qui le tettent meurent de cachexie. Cette cachexie serait due aux toxines tuberculeuses, non au virus.

On sait, d'autre part, que de faibles doses de tuberculine peuvent créer un état anaphylactique vis-à-vis du bacille tuberculeux.

Ces précautions à l'égard des laits suspects (lait maternel ou laits d'animaux) ne sont pas inutiles, car des statistiques démontrent l'existence d'une tuberculose alimentaire chez le jeune enfant. Ces tuberculoses d'origine alimentaire comprendraient environ huit pour cent des cas observés chez le nourrisson (Marfan). Weber (1906) a retrouvé le bacille tuberculeux bovin dans quatorze autopsies de tuberculose infantile. Eber a extrait cinq souches de bacille bovin, dans cinq cas de tuberculose intestinale primitive de l'enfant.

Le nouveau-né de femme tuberculeuse est donc menacé par sa mère. Il l'est peut-être par le lait de cette dernière ; mais il l'est surtout par les produits bacillifères émis par elle. Ces produits sont constitués par les crachats desséchés mis en mouvement par les courants d'air ; et surtout, les particules liquides (gouttelettes de Flügge) projetées par la toux ou le parler haut, ou encore, déposées directement sur les lèvres (baisers).

Plus tard, quand le jeune enfant essaiera ses premiers pas (fin de la première année), les risques ne seront pas moindres. La maladresse de ses premières tentatives l'expose à des chutes fréquentes qui le mettent en contact avec le parquet souillé. L'habitude de porter à sa bouche ses doigts malpropres concourt aux mêmes dangers.

Dans le but de sauvegarder le nourrisson, PINARD et ses élèves ont déconseillé d'allaiter aux mères tuberculeuses, du moins, à celles qui sont atteintes de lésions ouvertes ou qui ont des signes nets d'évolution clinique, avec température ou non. Celles dont les lésions sont latentes ou arrêtées devraient nourrir dans l'intérêt supérieur de la conservation de l'espèce. Il est à remarquer, d'ailleurs, que la privation de lait humain peut être particulièrement préjudiciable à des nouveau-nés de tuberculeuses, qui sont parfois nés avant terme, qui sont assez souvent fragiles, qui sont plus exposés à devenir hypotrophiques ou rachitiques.

Protection du nourrisson dans sa famille. — La préservation du nourrisson est difficilement réalisable dans sa famille. Dans les milieux indigents, on obtiendra difficilement que les rapports avec l'enfant soient réduits au strict nécessaire, que le malade se nettoie les mains, qu'il se mette la main ou un mouchoir devant la bouche chaque fois qu'il tousse ou éternue, qu'il expectore dans un crachoir. Enfin, la désinfection des accessoires et objets ayant appartenu au malade, la désinfection du linge, des parquets, des murs, précautions qui devraient être fréquemment renouvelées, seront tout aussi difficiles à faire appliquer. La seule mesure efficace est celle qui consiste à séparer l'enfant sain du membre de sa famille atteint de tuberculose.

Protection du nourrisson en dehors de sa famille. — Il est illusoire d'espérer obtenir l'éloignement du foyer, du père, de frères ou sœurs tuberculeux. Dans les milieux ouvriers, des raisons économiques, pour ne parler que de celles-là, s'y opposent. Et, d'autre part, le danger le plus certain pour le nourrisson est réalisé par sa mère.

Le remède, hardi, mais efficace, réclamé par Méry, puis par Nobécourt en 1914, est l'éloignement du poupon, le plus tôt possible après sa naissance.

Comby a prouvé (Arch. mal. enfants, 1905) que de jeunes enfants nés de parents phtisiques échappent à la tuberculose dans la proportion de 97 p. 100, lorsqu'on les soustrait au milieu infecté en les plaçant à la campagne, dans de bonnes conditions, alors que 50 p. 100 succombent quand ils demeurent exposés à la contagion familiale.

Hutinel, nous l'avons dit, notait que les enfants assistés, dont beaucoup sont entachés de tuberculose par leurs générateurs, restent généralement indemnes, parce que immédiatement soustraits aux causes de contamination (faits corroborés par Epstein, à Prague ; Freboelius, à Saint-Pétersbourg ; Moltrecht, à Hambourg).

L'éloignement du nouveau-né exposé à la contagion, qu'on commence seulement à réaliser à l'heure présente, est une mesure d'une grande importance, et, sans doute, très efficace, car il semble que le jeune être offre une sensibilité toute spéciale à la contamination. Chauveau a constaté, en effet, que les jeunes veaux se tuberculisent bien plus facilement et plus vite que les bovidés adultes quand on mélange à leurs aliments quelques grammes de matière tuberculeuse humaine ou bovine. Viseur a fait des constatations identiques chez les chats tout jeunes, alors que les vieux chats résistent.

L'éviction du nourrisson hors du milieu contaminé procède de l'idée même qui a guidé Grancher dans son œuvre de préservation des enfants plus âgés.

On peut adopter le régime du placement libre, ou le placement en pouponnières.

Dans le premier système, les nourrices, soigneusement choisies au point de vue de la santé, de la propreté personnelle, et de la salubrité du logis, seraient, autant que possible, peu éloignées les unes des autres. On constituerait ainsi des centres d'élevage, en des régions bien choisies (Nobécourt).

Les pouponnières peuvent facilement être installées à la campagne, à l'altitude, au bord de la mer, et répondre aux diverses indications hygiéniques. L'Office public d'hygiène sociale de la Seine a donné son appui à la fondation récente de la pouponnière de Remarday (Loir-et-Cher). Le professeur Pinard annonçait, à la fin de 1920, que la « Maison maternelle nationale de Saint-Maurice », créée et aménagée à son instigation, dans les bâtiments de l'Asile de Charenton désaffecté, allait recevoir une section spéciale où seraient reçus et allaités les enfants issus de mères atteintes de tuberculose pulmonaire ouverte, et qu'ils y seraient retenus jusqu'au sevrage, c'est-à-dire pendant un an.

Fonctionnement et résultats des centres d'élevage. — Les centres d'élevage pour nourrissons ne sont qu'à leurs débuts. En 1920, on dénombrait : les « Nids de Porchefontaine » ; le Centre de Mainville, fondés l'un et l'autre par des concours privés ; et le Centre de Salbris (Loir-et-Cher), réalisé avec l'appui de l'Office public d'hygiène sociale de la Seine, par le professeur Léon Bernard.

« Les enfants, maintenus soumis à une surveillance médicale, recouvrent la santé, même quand ils n'étaient plus tout à fait indemnes à leur entrée. Ceux d'entre eux qui ont perdu leur mère seront adoptés par leurs nourrices. La plupart resteront à la terre, et deviendront de petits paysans. » (Bernard et Debré.)

A Salbris, les foyers de placement rayonnent autour d'un dispensaire, où réside une infirmière. Celle-ci distribue le lait, après stérilisation par le procédé de Sohxlet et coupages convenables. Des flacons sont étiquetés au nom de chaque destinataire, et les nourriciers viennent, chaque matin, prendre livraison de la provision de la journée. Un médecin attaché à l'Œuvre fait régulièrement la consultation des nourrissons. Au dispensaire est annexée une petite infirmerie, où les enfants présentant des troubles morbides accidentels peuvent être mis en observation passagère.

Les nourriciers sont répartis sur un rayon de trois

kilomètres. Ils sont choisis suivant les indications du médecin et de l'infirmière. Ils sont payés au taux de 90 francs par mois. Les enfants sont adressés au Centre de placement, soit par les dispensaires de l'Office public d'hygiène sociale de la Seine, soit par la crèche de l'Hôpital Laënnec.

L'Œuvre reçoit des enfants de zéro à 2 ans, et elle les garde jusqu'à l'âge de 4 ans. Pour ces derniers (enfants de 18 mois à 2 ans, ou déjà recevables de l'Œuvre Grancher), une section spéciale est à la veille d'être créée à Saint-Viâtre, près de Salbris.

Le professeur L. BERNARD, à qui nous empruntons ces renseignements, expose dans son Rapport sur l'Œuvre au cours de l'année 1920-1921, que, sur soixante-dix-sept nourrissons reçus à Salbris, soixante-treize ont quitté le centre en bon état de santé, et ont pu, soit entrer en préventorium, soit être rendus au milieu familial assaini.

« Il n'y a eu que deux décès, dont un seul par méningite tuberculeuse. Ce résultat est d'autant plus remarquable que le Centre avait accueilli, non seulement des enfants indemnes, mais encore des sujets légèrement contaminés et reconnus tels par l'examen clinique aidé de la cuti-réaction et de la radiologie. »

L'auteur signale, d'autre part, qu'aucun décès par troubles digestifs ne s'est produit, même par les fortes chaleurs du récent été.

Un bon fonctionnement de cette Œuvre suppose un dépistage précoce de la tuberculose chez le nourrisson et dans son entourage. Ce doit être un des objets des dispensaires, des crèches, etc.

Les résultats obtenus jusqu'à présent par cette séparation précoce du nourrisson confirment la notion du rôle prépondérant que joue la mère malade dans la contamination de son enfant. A la crèche de l'Hôpital Laënnec, où on recevait, à l'origine, des femmes suspectes accompagnées de leurs nourrissons, BERNARD et DEBRÉ (1920) signalent que, sur cinquante-huit enfants de tuberculeuses bacillifères ayant vécu avec leur mère, quarante sont reconnus tuberculeux par des cuti-réactions répétées ; dix-huit sont indemnes. Sur soixante-cinq nourrissons de femmes non contagieuses (ayant été amenées par erreur, ou bien atteintes de bronchite simple ou de sclérose pulmonaire non évolutive) les nourrissons de cinquante-sept d'entre elles furent reconnus sains ; dix-huit avaient été contaminés ; les uns, accidentellement, par des voisins ; les autres, par le père.

Ces auteurs observent que la contamination tuberculeuse des nourrissons exposés à la contagion ne s'accomplit pas brutalement. « Des enfants reconnus non encore bacillaires étaient restés un temps variable avec leur mère. Au-delà de six mois de contact, on n'en observa plus un seul qui ne fût pas contagionné. »

Il résulte des observations détaillées de ces auteurs que la contamination tuberculeuse apparaît comme résultant d'une série de contagions.

La séparation du nourrisson d'avec sa mère, pour être efficace, devrait être immédiate, si cette dernière a présenté, en cours de gestation, des signes de tuberculose évolutive.

Les nourrissons de mères simplement suspectes devront être soumis à des cuti-réactions répétées. Dès que celles-ci deviendront positives, la séparation s'imposera, et elle aura encore toutes chances d'être efficace. BERNARD et DEBRÉ ont observé, en effet, à la crèche de l'Hôpital

Laënnec, que la tuberculose de la première année n'est pas fatalement mortelle, à condition que le nourrisson ne soit pas laissé trop longtemps exposé aux contacts infectants. « Sur trente d'entre eux reconnus tuberculeux après séparation d'avec leur mère, douze seulement sont morts tuberculeux, avec lésions vérifiées à l'autopsie. Pour les morts, le temps de contact variait de deux à treize mois. Les contaminés séparés de leur mère, qui échappèrent à la mort, furent examinés de deux mois à deux ans après la séparation, et ils eurent toujours une cuti-réaction positive, quoique bien portants. »

Il serait utile que les femmes suspectes, dès l'issue de la grossesse, fussent dirigées, accompagnées de leurs nourrissons, sur des salles spéciales annexées aux crèches. Des réactions tuberculiniques, renouvelées tous les huit à dix jours, permettraient de faire la sélection des nourrissons, de rendre à leurs mères ceux qui, après quatre mois en moyenne, n'auraient pas réagi, et de diriger les autres sur les centres de placement spéciaux (BERNARD et DEBRÉ).

B. L'ŒUVRE GRANCHER

L'Œuvre, dite de Préservation de l'Enfance, a été fondée à Paris, en 1903, par le professeur GRANCHER. Son but est de soustraire l'enfant au milieu familial, quand un des membres de la famille est devenu tuberculeux.

L'idée, très neuve et très hardie à cette époque, qui guidait le promoteur de l'Œuvre, était l'application d'une conception de PASTEUR pour les vers à soie : « Pour sauver une race menacée par une maladie contagieuse, le mieux est de préserver la graine. » Elle repose sur la notion admise que la tuberculose s'acquiert surtout par contagion.

Il s'agit d'enlever l'enfant, de bonne heure, au foyer familial contaminé, et de le placer dans un milieu sain, présentant de bonnes conditions d'hygiène. L'Œuvre prend actuellement des enfants sains, de 3 à 10 ans, et elle les place dans des familles qui ont été également reconnues saines. L'enfant est pris, en somme, dès l'âge à partir duquel il peut se passer des soins maternels ; et il peut être gardé jusque vers l'âge de 13 ans, c'est-à-dire à l'époque où il peut faire l'apprentissage d'un métier. La seule condition requise du jeune pupille, c'est qu'il soit indemne de contagion. Autrement, le remède serait dangereux, puisqu'on risquerait de disséminer des germes dans des familles reconnues saines.

Les pupilles sont répartis dans des centres ruraux, qui sont placés sous la surveillance d'un médecin. Celui-ci désigne les familles qui peuvent recevoir des pensionnaires ; il visite périodiquement ces derniers, et les soigne en cas de maladie.

Dans certains cas, on a réalisé le placement collectif (orphelinats agricoles).

L'Œuvre Grancher supprime la cause immédiate de la tuberculisation : la contagion familiale. Elle en supprime les causes lointaines (taudis et misère des grandes villes), qui préparent le terrain. (GRANCHER.)

L'Œuvre a, de plus, une portée sociale. Le sujet, enlevé à la ville, à un logis sordide, vit dans une bonne maison, en plein air, avec une nourriture abondante et saine. Il se renforce physiquement et se régénère moralement. Arrivé à l'adolescence, il a souvent pris goût à la vie des champs, et résigné toute pensée de retour à la ville. D'un autre côté, la préservation d'enfants qui eussent été condamnés presque tous à devenir tuberculeux, supprime, pour l'avenir, autant de foyers actifs de propagation. Le sujet est mis dans les meilleures conditions possibles pour se créer une descendance saine.

L'OEuvre Grancher respecte le lien familial. Les parents conservent tous leurs droits moraux sur leurs enfants ; ils leur écrivent, peuvent venir les visiter, du moins, ceux d'entre eux qui ne sont pas infectés, et ils ont la faculté de les redemander. Ainsi qu'en témoignent les rapports sur l'OEuvre, cette dernière éventualité se produit très rarement avant l'âge de 13 ans, qui est l'âge où les jeunes pupilles ont terminé leur stage. Ceux qui n'ont pas été réclamés à cette époque par leurs familles, ceux dont la famille a disparu entre temps, sont placés par les soins de l'OEuvre. Celle-ci s'est efforcée d'inculquer l'amour de la campagne à ses protégés ; elle leur apprend un métier et s'efforce de les implanter définitivement en milieu rural.

Les trois foyers de placement fondés tout au début : Chabris (Indre) ; Couture (Loir-et-Cher) ; La Jonchère (Haute-Vienne) se multiplièrent. Il y en avait vingt en 1913, presque tous situés au Centre de la France, dans la vallée de la Loire, au milieu d'une région fertile et aisée. En 1906, l'OEuvre Grancher, de Paris, entretenait cinquante pupilles ; ce chiffre était de quatre cent vingt-cinq en 1910. « Plus de deux mille enfants sont passés aujourd'hui par ses cadres. » (Armand DELILLE.)

Les résultats acquis sont remarquables. Armand DELILLE (Congrès de Tours, 1911), rapporte une statistique portant sur les enfants de cent soixante-quinze familles, dans lesquelles l'un des parents, ou tous les deux, étaient atteints de tuberculose. Les enfants laissés au contact des parents eurent de la tuberculose avérée dans la proportion de 60 p. 100, avec une mortalité de 40 p. 100 dans les premières années suivant la contamination ; et cela, sans compter les adénopathies latentes, toujours dans le cas d'évoluer plus tard.

Sur les mille premiers pupilles, il y avait eu, en 1913, seulement deux cas de mort par méningite tuberculeuse, survenus, l'un et l'autre, dans les premières semaines ayant suivi le placement, et quatre cas de tuberculoses diverses, soit une mortalité de 0,6 %, c'est-à-dire, cent fois moindre que pour les enfants laissés dans leurs familles. Sur dix huit mille enfants assistés de Paris vivant à la campagne, HUTINEL relevait, d'ailleurs, quinze tuberculeux seulement.

L'organisme débilité de l'enfant devient, au surplus, plus résistant sur toute la ligne. L'épidémie de grippe de 1918-1919 n'a pas épargné les pupilles de l'Œuvre ; aucun d'eux n'a succombé aux complications pulmonaires de la maladie (GRANJUX). On signale la même immunité à d'autres filiales de l'Œuvre, à Marseille. Cette constatation n'est pas dépourvue d'intérêt, chez des descendants de tuberculeux, dont on sait la fragilité de l'appareil respiratoire.

Les rapporteurs notent, pour la plupart, à côté de l'heureuse influence physique, une amélioration des facultés intellectuelles et un relèvement moral des sujets. Un certain nombre d'entre eux redeviennent normaux. (HOUSSAY, GRANJUX.)

Certains ont pu craindre, pour les enfants placés à la campagne, une hygiène insuffisante, une chambre peu saine, un travail excédant les forces du sujet (JEANNERET).

Ces préventions sont faciles à détruire ; elles l'ont été, en fait, grâce à une surveillance médicale continue exercée par des médecins régionaux sur les jeunes pupilles et sur les familles nourricières.

Les bienfaits reconnus de l'Œuvre Grancher lui amenèrent vite des adeptes. En 1908, l'Administration des Manufactures Nationales, notamment, se mettait en rapport avec elle, en vue du placement des enfants encore sains de ses ouvriers tuberculeux.

Aujourd'hui que nous sommes mieux renseignés sur l'époque de début de l'infection tuberculeuse, nous savons que la seule lacune de cette œuvre de préservation réside dans l'âge auquel les enfants sont enlevés à leur famille. A 3 ans, en effet, le tiers d'entre eux environ peuvent être considérés comme déjà infectés. Il y avait lieu de parachever l'institution remarquable à laquelle GRANCHER attacha son nom, en l'adaptant aux conditions spéciales d'existence de l'enfant du premier âge. C'est le but des œuvres de protection de nourrissons, précédemment étudiées.

Préservation de l'époque scolaire

A. GÉNÉRALITÉS

Il n'est pas inutile de remarquer que la mortalité tuberculeuse est assez faible à la période scolaire (entre 5 et 15 ans). Il y aurait environ sept cas mortels par année, sur dix mille cas de tuberculose, durant cette période (NEWSHOLME). Sur ces sept cas, trois seulement seraient imputables à la tuberculose pulmonaire.

Vauthier, pour les écoles de Paris, donne un taux de mortalité de 15.5 p. 10.000.

Cela ne veut pas dire, bien au contraire, que la tuberculose soit rare chez nos jeunes écoliers. On connait les enquêtes de Grancher, qui portaient sur quatre mille enfants des écoles parisiennes. Il notait que 14 p. 100 de garçons, au total, étaient atteints de tuberculose, ou fortement suspects. Sur ceux-ci, un peu plus des sept dixièmes n'avaient que des lésions légères, et surtout des adénopathies trachéo-bronchiques. Les fillettes étaient atteintes dans une proportion de 17 p. 100.

Une connaissance plus exacte des manifestations initiales de la tuberculose chez l'enfant et l'emploi combiné de l'examen radiologique, ont montré que ces chiffres sont inférieurs à la réalité. Rappelons, d'après les résultats de Roux et Josserand, que ces taux de 14-17 p. 100 doivent être multipliés vraisemblablement par deux ou trois (44 p. 100 d'enfants tuberculeux, dont 20 p. 100 à ganglions gros ou demi-gros, décelables par les signes physiques ; 24 p. 100 à lésions muettes cliniquement). Rappelons aussi les chiffres de Hutinel, qui estime à 40-60 p. 100 la proportion des tuberculoses chez les enfants, dès l'âge de 4 à 5 ans.

Quelle est l'origine des tuberculoses de l'âge scolaire ? Les risques de transmission d'élève à élève sont minimes. En effet, les lésions ouvertes sont relativement peu fréquentes chez l'enfant ; et celui-ci, n'expectorant que rarement, risque peu de répandre le bacille autour de lui.

La contagion des maîtres aux élèves est possible, et n'est pas à négliger. (Brouardel estimait de un quart à un cinquième de l'effectif le chiffre des membres du corps enseignant qui étaient tuberculeux.) Ces chiffres indiquent, tout au moins, qu'il serait utile d'exiger des candidats à l'enseignement primaire des garanties de santé qui ne paraissent pas toujours être prises en assez sérieuse considération.

Quoi qu'il en soit, on peut admettre que l'enfant arrive à l'école déjà tuberculisé. Sa tuberculose a une origine familiale : c'est le cas le plus fréquent.

La préservation scolaire doit avoir pour objet, évidemment, d'éviter la contagion. Mais elle doit surtout se donner pour but de renforcer l'organisme de l'enfant ; d'améliorer, de façon à les rendre plus conformes aux exigences de l'hygiène, les habitudes traditionnelles de notre système d'enseignement.

Nous ne parlerons pas de l'appropriation des salles de classe, qui était confiée jadis aux élèves. Cette coutume a fort heureusement vécu un peu partout.

Il y aura lieu d'appliquer à l'école les mesures d'hygiène générale concernant l'aération et la ventilation. On se préoccupera de la contenance des locaux, trop souvent insuffisants ; il en résulte l' « inanition d'air », et le méphitisme, si dangereux chez les prédisposés. A cet égard, l'inspection médicale des écoles peut exercer une action efficace.

Une des tâches importantes de l'inspection médicale doit être le dépistage des prédisposés constitutionnels, et des prétuberculeux pour les diriger, en temps utile, sur les organisations adéquates (colonies d'enfants, écoles en plein air, au soleil ; sanatoria). Il serait utile de généraliser la création des fiches sanitaires individuelles, sur lesquelles les médecins, ainsi que cela se pratique en Angleterre et en Allemagne, pourraient consigner le résultat de leurs examens périodiques (SELLIER). On sait avec quel bonheur et quelle méthode ce système fut appliqué par GRANCHER aux écoliers parisiens.

Les colonies de vacances. — Le point de départ des colonies de vacances se trouve dans une œuvre fondée par le pasteur BION, de Zurich, en 1876. Son but était de transporter à la campagne, pendant les vacances, les enfants pauvres et misérables de la cité.

En France, nous voyons apparaître, en 1881, l' « Œuvre des Trois Semaines », qui se propose de placer les enfants, isolément, ou par petits groupes de deux à huit, chez des paysans.

L'Œuvre dite des Colonies de Vacances se fonde en 1883. Puis, se créent, dans divers arrondissements de la capitale, des colonies scolaires, qui vivent, en général, sur les fonds des caisses des écoles.

Les colonies, à l'origine, sont établies, le plus souvent, dans des villas ou pensions louées ou achetées par l'arrondissement (système de la colonié en pension). Quelques arrondissements possèdent des établissements permanents, ce qui permet de créer un roulement, et d'augmenter le nombre des sujets appelés à en bénéficier.

Aujourd'hui, il n'est guère de départements, de municipalités, de villes qui n'aient eu à cœur de créer ou patronner quelqu'une de ces colonies. De nombreuses œuvres privés, confessionnelles ou non, ont joint leurs efforts à l'initiative publique.

Suivant leur zone d'action, leurs ressources, elles ont des stations à la campagne, à l'altitude, à la mer, où plusieurs escouades d'enfants se succèdent dans le courant de l'été.

Dans les stations à la campagne, on a recours, de préférence, au placement familial. Les enfants, répartis par groupes de deux à huit, sont confiés à des familles de paysans, de santé et de moralité reconnues. Ils vivent en petits paysans ; on veille à ce qu'ils aient une alimentation substantielle et saine. L'âge d'admission varie de 5 à 15 ans.

L'Œuvre des Trois Semaines a des foyers à Montjavoult (Oise) ; Nanteuil (Seine-et-Marne) ; Saint-Denis-les-Rebais (Seine-et-Marne) ; Courseulles-sur-Mer ; Vic-sur Mer.

Notre région lorraine n'est pas demeurée en arrière dans cette voie (voir Thérèse WAGNER, Nancy 1908). Une des premières organisations lorraines est, en 1897, l'Œuvre des Colonies de l'Eglise Réformée de Nancy. L'Œuvre municipale est fondée en 1904.

Nos organisations régionales pratiquent tantôt le système de l'internat, tantôt celui du placement familial. Nos admirables sites vosgiens, avec la pureté de leur air, leurs forêts, fournissent à la plupart d'entre elles les emplacements rêvés (Xonrupt, Vagney, Celles-sur-Plaine, etc.), et, dans notre département même, le promontoire de Vaudémont. (WAGNER.)

L'Œuvre municipale nancéienne dispose actuellement aux portes de la ville, du magnifique domaine de Gentilly, sur le rebord du plateau de Haye. Depuis quelques années, dès la belle saison, les enfants des écoles y sont conduits, les jours de congés, par leurs maîtres et maîtresses. Suivant leurs besoins et leur constitution, on leur applique la cure d'air et de soleil, les exercices respiratoires, la gymnastique simple ou rythmée.

Les petits citadins qui sont envoyés en colonie scolaire

ne sont pas forcément des malades. Mais la plupart, surtout ceux qui appartiennent à la classe ouvrière, au monde des petits employés, sont débilités par une mauvaise hygiène (logements exigus et mal ensoleillés ; alimentation insuffisante ou fantaisiste). Ce sont presque tous des infectés latents ou des prédisposés. Aussi retirent-ils le plus grand bienfait de quelques semaines de transplantation. « Les enfants reviennent engraissés, le teint rose et hâlé, l'air épanoui. » Le docteur JAGOT, que nous citons parmi d'autres, précise les résultats de cette saison en plein air. Il constate une augmentation de poids chez 84 p. 100 des sujets. Le gain moyen est de 1 k. 600 pour un séjour de un mois. Les filles augmentent plus que les garçons (fait confirmé par IRIBE, à Hendaye ; M. Louis COMTE, pour l'Œuvre Stéphanoise). Peut-être est-ce en rapport avec l'évolution normalement plus précoce de la puberté chez les filles.

La taille augmente dans 79 p. 100 des cas.

Le périmètre thoracique se développe ; le gain moyen, pour les deux sexes, est de 27 millimètres. La capacité respiratoire s'améliore, par voie de conséquence, d'où augmentation de la ventilation pulmonaire.

On a même noté que, dans les onze mois qui suivent le séjour de quelques semaines à la campagne, l'augmentation continue à se faire, bien que ralentie (observations de ZUBER et Armand DELILLE).

Il y a donc un véritable coup de fouet donné à la croissance, un rétablissement de l'équilibre physiologique.

Nos colonies de vacances sont encore insuffisantes. D'autre part, les frais d'entretien sont devenus fort élevés depuis la guerre. Un gros effort reste à faire, notamment dans les grands centres, et, dans des régions comme la nôtre, qui sont pourvues de grosses agglomérations industrielles et ouvrières. C'est ainsi que, en 1911, la ville de Paris ne pouvait encore envoyer à la campagne que 5 p. 100 de ses enfants. Le Danemark avait déjà réalisé l'envoi de 15 p. 100 des siens.

Un moyen terme, qui, en réduisant les frais, permet d'augmenter le nombre des bénéficiaires, est le système de la demi-colonie. Ici, les enfants regagnent, le soir, le domicile paternel, après avoir passé leurs journées *extra-muros* (forêt, plateau éventé et ensoleillé, etc.). Ailleurs on organise, au cours des vacances et les jours de congés, des promenades scolaires. Le chemin de fer, des lignes de tramways suburbains permettent fréquemment d'emmener à la campagne les jeunes écoliers, à peu de frais.

Parmi les institutions de même ordre, citons les jardinets pour enfants (où les enfants peuvent s'ébattre sans risquer la dangereuse proximité des jardins publics et des squares, qui sont trop souvent souillés de détritus de tout ordre, de crachats de phtisiques adultes).

Les terrains de jeux, créés par les municipalités de certaines grandes villes, en Belgique notamment, sont plutôt destinés aux grands enfants. Ceux-ci y prennent le goût de la vie en plein air, et des exercices physiques. A condition d'être bien dosés et adaptés à la constitution de l'enfant, du jeune homme, ces exercices physiques tonifient la musculature, amplifient la respiration, et conviennent aux petits citadins, à la poitrine étroite, aux membres grêles. Mais on évitera les exercices violents chez les sujets qui ont des poussées de fièvre, qui présentent des adhérences pleurales, des lésions pulmonaires mal cicatrisées.

Les colonies scolaires agissent efficacement chez les

sujets qui ne sont pas trop atteints ; comme c'est le cas des enfants fatigués, des convalescents de maladies aiguës (bronchites simples, fièvres éruptives). Chez ceux dont la débilitation tient à une cause plus profonde (prédisposition héréditaire, menaces d'évolution), les quelques semaines de séjour à la campagne ne suffisent plus. Il faut une transplantation plus intégrale, des moyens hygiéniques d'application plus suivie.

Ecoles en plein air. Le preventorium. — Le but général de ces organisations est de soumettre les prédisposés à un traitement préventif de longue durée, tout en leur assurant le bénéfice de l'éducation primaire. Elles sont seulement à leurs débuts. On a conçu, il y a déjà quelque temps, l'école en forêt (WALDSCHULE) d'inspiration allemande. C'était à l'époque où on attribuait au milieu forestier des qualités plus particulières, tenant à la pureté de l'air, à sa richesse en ozone, à l'existence de vapeurs térébenthinées, etc. Aujourd'hui, la formule qui rencontre le plus de faveur est celle de l'école en plein air, avec, comme variante, l'école au soleil. On aide généralement aux effets de l'aération prolongée et de la cure solaire par la gymnastique, les exercices respiratoires, une réglementation convenable du travail scolaire.

Ecoles en forêt. — Les « Waldschülen » ont joui d'un certain crédit en Allemagne. La première en date est celle de Charlottenbourg, fondée en 1904. On en voit se créer d'autres à Berlin, Cologne, Strasbourg, Mulhouse. « On envoie dans une école située en pleine forêt les enfants des écoles de la ville auxquels ne suffirait plus le bref séjour en colonie de vacance. Ces enfants sont gardés des mois, des années, s'il est nécessaire, et reçoivent l'enseignement en plein air. Ils arrivent, le matin, à l'école, et regagnent la maison paternelle après le repas du soir. Les repas étant pris sur place, on en profite pour soumettre ces petits prédisposés à une suralimentation bien conduite. Le lait, le pain bis, le beurre frais, les légumes verts et les fruits tiennent une place importante dans le régime ; la viande (200 gr.) ne figure qu'au repas de midi. »

L'école de Charlottenbourg était ouverte d'avril à décembre. Par un entraînement progressif, on arrivait à aguerrir l'organisme contre les températures basses de l'hiver. Le séjour en plein air y était aussi complet que possible, pendant le repos comme pendant les classes, sauf en cas de mauvais temps. Une sieste en plein air, de deux heures, avait lieu après le repas de midi. En plus, il était prévu des séances de gymnastique et de chant. Les résultats de cette cure sont ainsi notés : « Il se produit une augmentation de poids de 6 livres 1/2, en moyenne, en moins de trois mois. Chaque enfant gagne donc environ une demi-livre par semaine. Il y a augmentation de la valeur globulaire du sang chez les anémiques. La capacité respiratoire est accrue chez la grande majorité des jeunes écoliers. »

Il y a plus. La vie calme et réglée, l'alimentation saine, ont le plus heureux effet sur le développement intellectuel des enfants. Beaucoup étaient retardataires, incapables de suivre leurs camarades à l'école urbaine. Ces retardés, disciplinés par le retour à une vie normale, stimulés par une ambiance vivifiante, prennent goût à ce qu'on leur enseigne, rattrapent le temps perdu. (HULEUX, thèse Paris.)

Cette rééquilibration intellectuelle, et aussi morale des petits citadins n'est pas un des moindres bienfaits de la cure de campagne. Toutes les œuvres plus ou moins connexes signalent cette particularité.

Écoles en plein air proprement dites. — Le sanatorium-école, avec système d'internat, a été réalisé, par exemple, à Montigny-en-Ostrevent, près de Douai (CALMETTE, de Lille). Cet établissement est destiné, d'une part, aux jeunes écoliers réagissant à l'ophtalmo-réaction, dont les familles, assistées par l'Œuvre, ont un ou plusieurs membres tuberculeux ouverts ; et, de façon générale, aux enfants à réactions positives, bien que sains apparemment. Les jeunes pensionnaires, groupés dans des maisons de campagne, dans des baraquements, sont gardés jusqu'à ce qu'ils ne réagissent plus depuis trois mois au moins.

Il faut espérer qu'un jour viendra où les écoles de nos grandes cités pourront disposer de sections d'internat à la campagne, où seront envoyés les enfants chétifs et anémiés, ou ceux qu'il faudra garer contre une contamination familiale.

C'est en Suisse que la conception de l'école au soleil a pris corps. Le premier établissement a été créé par ROLLIER, près de Leysin.

Le rôle de l'héliothérapie curative était connu et appliqué depuis longtemps par l'école lyonnaise. PONCET et OLLIER préconisaient le traitement des tuberculoses chirurgicales par l'exposition au soleil. ROLLIER, en Suisse ; Armand DELILLE, en France, ont montré que l'héliothérapie, appliquée préventivement aux prédisposés, aux débiles, aux prétuberculeux, exerce une action heureuse sur la nutrition générale, et a un rôle de préservation.

Rollier a fixé les règles de l'insolation, qu'il applique d'une part aux tuberculeux chirurgicaux (manifestations ostéo - articulaires, péritonéales, etc.), d'autre part aux adénopathiques, externes ou profonds. L'insolation est d'abord de très courte durée ; et elle peut atteindre, par progression bien réglée, jusqu'à cinq à six heures. Elle doit s'adresser à toute la surface du corps, en commençant d'abord par les extrémités, à condition de surveiller les réactions locales et générales. Cette exposition étendue au soleil, non seulement, produit la guérison des lésions, mais elle détermine une remarquable stimulation de la nutrition. « Les sujets, arrivés pâles, amaigris, les muscles atrophiés, à la clinique de cure solaire, présentent, au bout de quelques mois, une apparence vigoureuse, avec des muscles robustes, sous une peau souple et colorée. Ils respirent la santé. » Le développement de la musculature est, dans une certaine mesure, indépendant de l'exercice.

Les effets de la cure solaire s'observent chez les prédisposés, à quelque catégorie qu'ils appartiennent. Nombre de sujets, anémiés, ou bien présentant des déformations thoraciques, que les mauvaises attitudes de l'école ont créées ou acentuées (scolioses, rétrécissements de la partie supérieure du thorax par insuffisance respiratoire) voient se modifier leur habitus extérieur, se raffermir leur musculature.

Sur les principes précités, Rollier créa, en 1910, à Cergnat (vallée des Ormonts), à mille mètres d'altitude, la première école au soleil, où se trouvaient combinés les effets de l'aération, de l'insolation et de l'altitude.

La cure solaire peut, d'ailleurs, être pratiquée partout,

à la ville, à la campagne. En ville, si les sites convenables sont trop éloignés, on peut utiliser un square, un jardin public. Il en sera de même du préau de l'école, d'une terrasse située sur la toiture.

« On entraînera progressivement les écoliers au contact direct des rayons solaires sur leur corps nu. On choisira toujours, de préférence, les premières heures de la journée, en été. Après une huitaine de jours d'entraînement par le beau temps, on procèdera à une exposition plus générale du corps des écoliers, mais toujours avec une grande précaution. Les garçons portent de simples caleçons de bain qui leur permettent de s'insoler tout le corps ; de même, pour les petites filles jusqu'aux environs de la dixième année. Les fillettes plus âgées porteront une combinaison de toile claire, décolletée, laissant les bras et les jambes à nu. Peu à peu, la durée de l'insolation, qui, le premier jour, sera de dix minutes seulement, augmentera de dix à quinze minutes chaque jour, pour tous les enfants qui le supportent bien. » (ROLLIER.)

ROLLIER professe que l'école, au moins, celle que consacre une tradition routinière, est une « pourvoyeuse de tuberculose ». Elle l'est par le confinement, d'où résulte l' « inanitiation » ou pénurie d'air. Elle l'est aussi parce qu'elle méconnait une des lois fondamentales qui règlent la croissance des espèces animales. Elle immobilise le corps pendant de longues heures, dans des attitudes souvent anormales. Cette immobilité, jointe au surmenage intellectuel, ou au « malmenage », comme on dit aujourd'hui, est une cause d'affaiblissement.

Il y a donc lieu d'introduire dans les programmes scolaires des exercices physiques établis et gradués, en tenant compte, à la fois, des données physiologiques générales, et des besoins individuels des jeunes écoliers (déformations thoraciques ; atonie de la musculature abdominale chez les filles, etc.).

L'école de plein air, l'école au soleil, offrent le cadre naturel tout désigné pour ces exercices, qui pourront être agencés de façon à couper, à intervalles réguliers, les heures de travail.

Il paraît donc utile, de façon générale, d'introduire dans les programmes, des exercices respiratoires, de la gymnastique d'assouplissement, puis, pour les sujets ayant déjà acquis de 'la robustesse, des exercices de course, d'escalade, des jeux athlétiques.

L'école au soleil, avec éducation physique raisonnée, a reçu sa pleine application, en 1918, à l'Etablissement du Monnetier, créé par Armand DELILLE, pour les enfants rapatriés d'Allemagne. Les classes, mobiles, étaient faites en plein air, les jours de beau temps. En outre, les enfants, le torse et les membres nus, étaient entraînés aux exercices physiques, conformément aux règles appliquées, dès 1914, à l'Ecole des fusiliers marins de Lorient, puis au Collège d'athlètes de Reims (méthode HÉBERT).

Aux exercices physiques, il peut être utile d'adjoindre une hygiène générale complémentaire, sous forme de bains-douches quotidiens, suivis de frictions sèches. On associera, au besoin, à ces moyens, une alimentation réparatrice (cantines scolaires, installations hydrothérapiques).

Chez les sujets soumis à la cure solaire ainsi complétée, ROLLIER et Armand DELILLE signalent un accroissement de poids, toujours rapide pendant les premières semaines, pouvant varier de deux à cinq kilos au bout des deux premiers mois. Ensuite , l'accroissement en taille subit presque toujours une notable stimulation. La respiration augmente d'amplitude, la cage thoracique s'élargit, l'appétit se développe. Il y a un raffermissement de toute la musculature externe, en particulier des muscles des gouttières vertébrales, et de ceux des ceintures, dont l'atonie contribuait aux scolioses, aux lordoses d'attitudes, à la distension abdominale.

Un des effets les plus apparenst de l'insolation est aussi la pigmentation de la peau, plus marquée chez les sujets bruns. Pour certains auteurs, cette pigmentation, dont l'intensité est parallèle à l'aptitude réactionnelle des sujets, n'est pas une simple réaction de défense, du même ordre que le coup de soleil. C'est une réaction active par laquelle l'organisme transforme la radiation solaire en radiations actiniques, plus efficaces.

Au point de vue moral, on signale une heureuse amélioration chez les écoliers. « Ceux-ci deviennent gais, pleins d'entrain, dorment et mangent bien. Les résultats obtenus sont durables, nettement caractérisés trois à quatre mois après le départ de l'école. Cette permanence du résultat est spéciale à l'école au soleil, caractère différentiel d'avec les écoles de plein air et les colonies de vacances (A. DELILLE).

Les premières organisations de ce genre, en France (école de Monnetier, colonie de Sylvabelle [Var], école de Fontaine-Bouillant, près Chartres), avaient un caractère temporaire. Il y a lieu de les reprendre, de leur donner un caractère d'installations définitives, d'en généraliser la création.

Nous apprenons précisément que l'école de Fontaine-Bouillant, créée passagèrement en 1918 pour les écoliers parisiens évacués de la capitale bombardée, vient d'être rouverte, et qu'elle est de nouveau en plein fonctionnement. Elle est administrée par l'Office d'Hygiène Sociale de la Seine. Elle reçoit 40 fillettes, l'été ; 25, l'hiver. Les résultats obtenus (amélioration de la santé générale, augmentation de poids, développement du système musculaire) l'ont été, sans suralimentation, sans cure de repos véritable, grâce à l'emploi, avant tout, de l'exercice à l'air, à la lumière, au soleil (H. Méry et R. Vaillant).

Le « preventorium », ainsi qu'on désigne aujourd'hui ce genre d'établissements, peut être installé à la campagne, à l'altitude, à la mer. Le preventorium pour enfants est en même temps une école. Il recrutera tout naturellement ses pensionnaires parmi les bénéficiaires des œuvres de préservation des nourrissons parmi les pupilles de l'Œuvre Grancher. Les dispensaires anti-tuberculeux doivent être en liaison avec ces établissements.

Maisons de convalescence pour enfants

A côté des prédisposés constitutionnels (descendants de tuberculeux, descendants d'alcooliques) qui peuvent être dépistés et traités préventivement dès leur première enfance, il y a lieu de ne pas négliger toute une classe de prédisposés d'occasion. La tuberculose, on le sait, guette les débilités, y compris ceux qu'une maladie aiguë a placés en état d'infériorité organique passagère. On connaît le rôle « phtisiogène » de certaines maladies de l'enfance (rougeole, variole, coqueluche). A la suite de l'une ou l'autre de ces maladies, les enfants restent fréquemment dans un état de dépression et d'anémie dangereux. Quand ils prennent la tuberculose à ce moment, cette tuberculose est le plus souvent à marche rapide.

Il serait utile de pouvoir offrir aux jeunes convalescents

de maladies aiguës (broncho - penumonies), de fièvres éruptives, des soins, un régime reconstituant, une hygiène impossibles à obtenir dans les milieux ouvriers, qui, on le sait, adressent généralement leurs petits malades atteints de ces affections à l'hôpital, où les guettent les infections « nosocomiales ». Des maisons de convalescence, où ces prédisposés occasionnels séjourneraient les quelques semaines nécessaires pour les rétablir dans leur état normal, répondraient à ce but. M. SELLIER (1919) appelle l'attention sur ce point. Les établissements qui prennent des enfants convalescents sont peu nombreux. Cions les asiles de Forges-les-Bains, de Garches, La Roche-Guyon (Seine-et-Oise).

PRÉSERVATION DE L'ADOLESCENCE

L'adolescence est une période dangereuse pour le jeune homme et pour la jeune fille. L'évolution pubérale crée des prédispositions morbides ; et l'expérience clinique nous apprend qu'on voit assez souvent la tuberculose éclater à cette époque, et y revêtir les allures de la phtisie galopante. « Vers 12 ans chez les filles, 16 ans chez les garçons, la mortalité par tuberculose augmente, probablement par infection autogène (Alfred HESS, 1919).

Divers facteurs physiologiques et sociaux caractérisent l'adolescence. C'est une époque de croissance considérable qui n'est comparable, toutes proportions gardées, qu'avec la croissance du premier âge.

A un autre point de vue, c'est le moment où le jeune homme s'émancipe progressivement de la tutelle familiale, et cherche à affirmer sa personnalité.

Dans les classes ouvrières, c'est l'époque de l'apprentissage, avec ses fatigues, son surmenage fréquent. A ce surmenage, il faut joindre souvent l'insalubrité de l'atelier, du bureau, du magasin. Le goût de l'indépendance, l'exemple, l'éveil du sens génésique, conduisent facilement à l'alcoolisme et à la débauche. Joignons-y les effets du déracinement chez les jeunes ruraux brusquement transplantés à la ville. On sait que, chez ces derniers, l'infection tuberculeuse est plus maligne que chez les autochtones.

Dans les classes appelées bourgeoises, l'adolescence est l'époque du lycée, des grandes écoles, avec, comme corollaires, le funeste « chauffage » et la préparation intensive des examens et des concours.

D'après les statistiques de Roux et Josserand, rappelons que, à 15 ans, il reste 27 % de tuberculeux latents actifs. Il y avait pourtant, au total, 50 à 60 % de contaminés au début de la vie ; et il n'y a pas encore de formes guéries à cet âge !

L'évolution tuberculeuse n'est, sans doute, pas toujours fatale à cette période. Il y aura des « rescapés ». Mais ils sont à la veille de fonder un foyer ; ils sèmeront la contagion au sein de leur ménage, et « marqueront » leur progéniture.

Le jeune homme qui devient tuberculeux doit donc être dépisté, au même titre que le nourrisson et que l'écolier. Ce dépistage s'opérera particulièrement à l'usine, à l'arrivée au régiment. Les visites d'embauche, les visites d'incorporation doivent, entre autres, se donner cette recherche comme objectif.

Les prétuberculeux, les « imminents tuberculeux » se rencontrent parmi les jeunes hommes et les jeunes filles, à cette époque de l'existence. Ce sont des sujets, bacillisés le plus souvent depuis leur enfance, chez qui l'infection est restée jusque-là complètement latente, localisée aux ganglions profonds (hiles pulmonaires). Puis, brusquement, ou petit à petit, des troubles fonctionnels, tels que amaigrissement, dyspepsie, névralgies, palpitations (dysménorrhée chez les filles) attirent l'attention, et font craindre la première étape clinique de l'affection (période de germination).

Le preventorium pour adolescents devra mettre en œuvre les moyens hygiéniques généraux dont nous avons déjà parlé (aération, exercices physiques, etc.). De plus, considérant son pensionnaire comme une valeur sociale, il devra orienter ce dernier vers une profession adaptée à ses moyens physiques, et toujours salubre.

M. Ferdinand RAU, ancien préfet, a, en 1903, réalisé cette conception dans le département de l'Oise. « Les jeunes gens vivent en plein air, et reçoivent une nourriture saine et abondante. Ils seront soumis à des exercices de respiration et d'assouplissement raisonnés, et seront employés à des travaux manuels réguliers. Enfin, ils acquerront une éducation hygiénique qui les protégera dans l'avenir. » (MATHIEU.)

Il y aurait aussi à parler de la préservation scolaire à cet âge, qui est celui du lycée. Nous savons à quel point le régime de l'internat est néfaste, et comment trop de nos établissements secondaires sont conçus en dehors de tous les principes de la physiologie et de l'hygiène. On cherche à réagir, mais combien timidement encore ! Ceci dit pour signaler, en passant, l'intérêt qui s'attache à l'étude de la formule du lycée à la campagne, du collège aux champs, ou tout au moins de sections d'internat en plein air, où les jeunes élèves fatigués, et surtout suspects

puimonaires, seraient envoyés. L'Ecole des Roches, dans
l'Eure, est un exemple, pensons-nous, dont il y aurait
lieu de s'inspirer.

Organisations ayant un rôle plutôt curatif

ORGANISATIONS DE CURE MARINE

Le climat marin doit ses propriétés à l'air, au soleil,
à l'humidité. Les propriétés de ce climat varient suivant
les expositions côtières. C'est sur le littoral atlantique, en
France, que nous en trouvons les caractère typiques :
stabilité thermique et hygrométrique, constance de la
pression barométrique, brises marines prédominantes.

Le littoral méditerranéen, chaud, lumineux, sec, variable, donne au climat de cette mer un caractère plutôt
continental.

Fouettées par les vents du large, froides, baignées de
brume une partie de l'année, les côtes de la Manche
conviennent spécialement aux atones, dont la nutrition
est languissante, aux scrofuleux, aux tuberculeux osseux.

L'air marin est mieux défini par ses changements chimiques. Il renferme, à l'état de vapeurs, en suspension,
tous les principes chimiques de l'eau de mer (chlorure de
sodium, bromures, iode, silice, etc.). Cet air est, de plus,
largement azonisé. Il semble que le chlorure de sodium
en soit l'élément spécifique.

Au total, l'air marin réunit des éléments toniques, stimulants (pression élevée, vents, teneur en oxygène,
vapeurs salines), et des éléments sédatifs (température,
hygrométricité) avec adjonction d'éléments aseptiques
(pureté de l'air) ou antiseptiques (ozone).

L'eau de mer, utilisée en bains, active les échanges généraux de l'organisme, spécialement ceux des matières albuminoïdes, dont elle accélère l'oxydation (Robin et Gauly).

Sur les mers lumineuses, d'autre part, la radiation solaire est augmentée par la réverbération intense qui se fait sur les flots. Il en résulte une abondance de radiations ultra-violettes, dont on connaît l'action bactéricide et stimulante de la nutrition.

Sont justiciables du climat marin :

1) Les débiles. C'est la classe des sujets issus de parents tarés (descendants de père ou mère trop âgés, trop jeunes, affaiblis par des maladies constitutionnelles, telles que goutte, mal de Bright, syphilis, paludisme ; descendants d'alcooliques). Ces débiles trouvent dans le climat marin une stimulation d'autant plus opportune que, d'après certaines doctrines, leur organisme a une tendance naturelle à réagir activement contre le bacille de Koch, et à réaliser des formes lentes, chroniques, de tuberculose ;

2) Les dystrophiques et les anémiques. Les sujets atteints d'anémie lymphatique ou scrofuleuse sont heureusement influencés par l'action combinée de l'air, du bain de mer et du bain de lumière. Il se produit une augmentation du nombre des hématies et un accroissement des échanges (Révillet). Une catégorie de dystrophiques osseux, quoique ne nous intéressant pas directement, les rachitiques, tirent aussi un grand bénéfice du climat marin ;

3) Les tuberculeux latents, porteurs d'adénopathies profondes simples, ou ganglio-pulmonaires ;

4) Les scrofulo-tuberculeux. Ceux-ci, qu'ils soient atteints de manifestations cutanées (tuberculides, gom-

mes) ; ganglionnaires (adénites périphériques, suppurées ou non), ou ostéo-articulaires (maux de Pott, coxalgies, tumeurs blanches) ont été longtemps considérés comme les candidats-types au climat marin.

Aérothérapie. — L'air, avons-nous dit, est le facteur essentiel du climat marin. Le sanatorium devra donc être bâti sur la plage même. Autrement, le malade sera conduit sur la plage pendant la journée. La respiration doit se faire largement par la peau et par le poumon.

L'enfant, revêtu d'un vêtement léger (caleçon ou maillot), est exposé au grand air, pendant un temps qui va de quelques dizaines de seconde, au début, jusqu'à un quart d'heure. Le bain d'air est associé au bain de soleil pendant la belle saison. Le bain prolongé est stimulant ; court, de deux à trois minutes, sédatif (BOUQUIER). On y associe également la gymnastique respiratoire, pour les sujets à ventilation pulmonaire diminuée (adénopathies bronchiques, adhérences pleurales, lésions pulmonaires arrêtées).

Balnéothérapie. — L'eau de mer intervient par sa température et ses propriétés physico-chimiques (substances salines, radio-activité). Elle a des effets stimulants sur la nutrition. Le bain de mer doit avoir une durée très courte (une minute à trois minutes au maximum), les bains les plus courts étant les plus efficaces. Il est classique de donner un bain dès que la température de la mer atteint 18°. Malheureusement, l'eau de nos côtes n'atteint cette température qu'une partie de l'année. Or, il y a intérêt à ce que la cure marine ne subisse pas d'interruptions.

Révillet, à Cannes (Asile Dollfus), a institué la pratique des bains permanents, hiver comme été. La cure est commencée en octobre ou novembre au plus tard, alors que la mer contient encore un degré de chaleur suffisant, environ 14°. Grâce à cette méthode, le temps de guérison des lésions scrofulo-tuberculeuses est notablement abrégé. Les malades étant gardés jusqu'à guérison complète, Révillet constate que leur durée moyenne de séjour est de 240 jours à Cannes, tandis qu'elle oscille autour de 400 jours dans les autres stations du Nord et du Midi.

On a récemment utilisé l'eau de mer réchauffée, soit parce que la température de la station est trop basse pour permettre la balnéation d'hiver, soit parce que certains organismes ne supportent pas les bains froids. Les bains de mer chauds sont donnés à une température de 34 à 37° pendant 15 à 20 minutes. Ils agissent plus lentement, mais leur action se traduit par des effets toniques de premier ordre (disparition d'adénopathies périphériques, et même de signes d'adénopathies bronchiques).

Héliothérapie à la mer. — Notre littoral méditerranéen est insolé une grande partie de l'année. Aussi, la cure solaire y donnera-t-elle son rendement maximum. D'octobre à mars, on ne relève, à l'observatoire de Monaco, qu'une moyenne de 40 jours sans soleil (Guinard). Les brouillards sont très rares sur les plages méditerranéennes (2 jours par an, en moyenne, suivant Teyssère).

L'héliothérapie, à la mer, pourra être préventive (débiles, tuberculeux latents) ou curative (scrofulo-tuberculeux). Le bain de soleil est donné froid, tiède ou chaud. Le bain tiède est le plus facilement supporté : c'est par lui qu'on commence, en général, la cure solaire à la mer. Il produit une sudation légère qui servirait à l'élimination de toxines. Il provoque, en même temps, une vaso-dilatation périphérique, qui expose à l'action des radiations actives une quantité notable de produits toxiques en circulation.

La cure solaire est pratiquée suivant les règles que nous avons exposées (exposition progressive des diverses parties du corps, et exposition de durée croissante). L'apparition de la pigmentation permet de régler cette progression.

Sous l'influence de la cure hélio-marine, on signale une véritable régénération de l'organisme, et une guérison des lésions locales. L'aspect pâle, bouffi, de certains petits lymphatiques, change ; ils prennent un teint hâlé, coloré, et leur appétit renaît. Il y a une augmentation de poids (4 kilos, en moyenne, par enfant, pour une saison de 8 mois, d'après Révillet). Les ganglions périphériques et même médiastinaux subissent une régression atrophique. Les adénites suppurées se tarissent et guérissent en donnant des cicatrices souples, jamais kéloïdiennes.

Il faut que la cure marine soit prolongée une ou plusieurs années.

La France possède un nombre assez important d'établissements marins. L'initiateur des sanatoria à la mer fut Armaingault. L'étendue de nos côtes, en façade sur quatre mers, avec des climats et des expositions diversifiées, permet de répondre à toutes les indications cliniques. Citons, parmi les sanatoria pour enfants :

1° Sur la mer du Nord et la Manche : Zuydcoote, Berck-sur-Mer, Saint-Pol-sur-Mer, Malo-les-Bains ;

2° Sur l'Océan : Roscoff (Finistère) ; Pen-Bron, près du Croisic, et Pé-au-Midy, près Paimbœuf (Loire-Inférieure) ; Saint-Trojan (Ile d'Oléron) ; Cap-Breton, Arcachon (Landes) ; Hendaye (Basses-Pyrénées) ;

3° Sur la Méditerranée : Cerbère ; Banyuls-sur-Mer (Pyrénées-Orientales) ; San-Salvadour, Giens (Var) ; Le Pradet, Cannes (Alpes-Maritimes).

Signalons aussi les cures intermittentes à la mer. Plusieurs de nos sanatoria marins réservent une partie de leurs installations à des colonies de vacances, qui y envoient périodiquement des colons (Zuydcoote).

La cure de montagne

« L'altitude s'adresse surtout aux enfants qui sont menacés sur la ligne pulmonaire. » Les indications en ont été dégagées par BERGERON.

Elle convient aux tuberculeux au début ; à ceux aussi qui sont atteints de lésions non évolutives, ou en cours de cicatrisation.

Sous son influence, l'appétit se relève, les forces reprennent, le poids augmente, l'anémie diminue, la température se régularise.

Nous avons surtout à envisager les effets de la montagne chez les tuberculeux torpides et chez les prédisposés.

Certaines formes cliniques de tuberculose en paraissent particulièrement justiciables. Ce sont les formes fibrocaséeuse ou ulcéreuse latente torpide. Il s'agit d'enfants d'apparence normale, même robuste, souvent réputés bien portants, et chez lesquels on découvre par hasard, à l'occasion d'un examen motivé par une cause banale (rhumes récidivants, troubles dyspeptiques, etc.), tantôt des signes de sclérose chronique avec petites lésions caséeuses, tantôt des signes cavitaires. La santé de ces sujets peut demeurer indéfiniment satisfaisante, et quand on les réexamine à des mois, à des années de distance, on constate que les lésions sont demeurées stationnaires. Seuls, quelques épisodes fébriles plus ou moins périodiques (tous les mois, tous les deux mois), accompagnés, en général, d'expectoration abondante, avec élimination de bacilles, sont les témoins de l'affection.

1° Les tuberculoses des séreuses se trouvent bien à la montagne, pour peu qu'il s'agisse de tuberculose localisée de la plèvre ou du péritoine, et non de formes étendues (BERGERON) ;

2° Les tuberculoses osseuses, articulaires et ganglionnaires, considédées comme plutôt tributaires du climat marin, peuvent être aussi modifiées avantageusement à l'altitude (ROLLIER).

Une bonne station de cure en montagne ne doit pas être située au-dessous de 1.200 mètres, de façon à dominer la one des brouillards d'automne et d'hiver. Par contre, il faut éviter les altitudes supérieures à 1.700-1.800 mètres, le cœur de nombreux sujets supportant mal une diminution trop grande de la pression atmosphérique. On évitera la proximité des hautes murailles montagneuses, qui intercepteraient trop longtemps les rayons solaires. On évitera aussi les plateaux trop dégagés, exposés aux vents.

Les caractéristiques du climat montagnard, aux expositions convenables, sont : la pureté de l'air, la sécheresse, la grande intensité du rayonnement solaire. Pendant les six mois d'hiver, le soleil luit à Montana pendant une moyenne de 4 h. 15 par jour, au lieu d'une moyenne de 2 h. 12 à Paris pendant la même saison.

Les radiations ultra-violettes n'ont pas été absorbées par les vapeurs qui couvrent le sol : aussi y sont-elles nombreuses et actives.

Une station de cure à la montagne doit être agencée de manière à permettre la cure d'air et de soleil. On y joindra la gymnastique, la marche bien réglées, qui aideront à la libération des anciennes adhérences, reliquats de pleurésies, qui permettront aussi le développement de la musculature thoracique, et l'augmentation de la ventilation pulmonaire.

Toutes les organisations de préservation antituberculeuse (colonies de vacances, Œuvre Grancher, preventoriums pour adolescents) doivent avoir des stations à la montagne. On sait que l'Ecole au soleil de Monnetier, qui fonctionna pendant la guerre, devait une partie de ses propriétés à l'altitude.

La France, qui possède dans ses chaînes et massifs montagneux des Pyrénées et des Alpes, de nombreux sites bien exposés, ne dispose encore que de très rares stations fixes de traitement. Elle n'a guère que Hauteville (ouvert en 1900), dans la région lyonnaise, sanatorium de demi-altitude, situé seulement à 850 mètres.

La Suisse, dont on connaît l'activité dans cette matière, offre de très nombreuses stations, parmi lesquelles Davos, Leysin, Montana, Arosa, etc.).

CURES DE TRAVAIL

Le surmenage physique est un des facteurs de tuberculisation. Aussi a-t-il été longtemps traditionnel de mettre le repos absolu au rang des moyens hygiéniques de préservation et de cure. « Suralimentation, aération continue, repos », telle a été longtemps la formule de rigueur,

Le repos s'impose chez l'individu qui s'amaigrit, qui est fébricitant. Il n'est pas de mise chez le prédiposé simple ou dystrophique, chez le scrofulo-tuberculeux, chez le pulmonaire torpide.

Chez les adultes, l'interminable inaction des sanatoria a souvent compromis le succès de la cure. Le désœuvrement engendre l'ennui ; il est un facteur de démoralisation. L'inactivité physique est, d'ailleurs, contraire à toute loi physiologique : l'exercice physique est aussi nécessaire au corps que la pensée l'est à l'esprit. Le repos est donc un pis-aller quil ne faut accepter que chez les sujets en évolution caractérisée.

On a remarqué qu'un exercice musculaire bien dosé, accompli dans des conditions hygiéniques convenables, améliore l'état des tuberculeux latents, et renforce leur résistance organique. L'exercice réalise « une cure de désintoxication par l'auto-inoculation ». Les sujets qui sont tuberculinés avec leurs propres produits, réagissent mieux qu'ils ne le feraient avec les endo ou exo-toxines d'une souche de bacilles étrangers (PATERSON).

L'idée d'occuper les tuberculeux a d'abord été appliquée aux adultes convalescents, dans les sanatoria. La Colonie de travail de Leysin, fondée par ROLLIER, paraît avoir été la première installation de cette nature. En France, cette méthode a été appliquée par DUMAREST, au sanatorium d'Hauteville (Ain). Citons aussi les colonies agricoles de l'Union des Femmes Françaises, la Colonie franco-britannique de Sillery.

Chez l'adolescent, chez le jeune homme en particulier, il sera utile de mettre à profit cette « organisation de travail » pour orienter sa vocation, pour lui faire apprendre un métier sain et adapté à ses aptitudes physiques.

Les colonies de travail devront contribuer à détourner des ateliers insalubres, des bureaux confinés, qui les guettent comme des proies, nombre de prédisposés.

La colonie de travail devra, au surplus, être un établissement sanitaire modèle, un preventorium d'un genre spécial, où seront mis en œuvre, concurremment, les autres moyens hygiéniques (cure d'air, de soleil, hydrothérapie, gymnastique). C'est dans cet esprit qu'était conçue la Colonie agricole de Cergnat (Vallée des Ormonts), créée par ROLLIER. Les jeunes pensionnaires, recrutés parmi les prédisposés ou parmi les tuberculeux chirurgicaux convalescents, étaient répartis dans deux fermes modèles. Ils s'y livraient au jardinage, à l'élevage du bétail, à la production du lait, à l'apiculture.

Il serait souhaitable qu'à chaque sanatorium fût annexée une colonie de travail. Les travaux y pourraient être variés, en rapport avec les ressources régionales (élevage des volailles, des moutons, culture maraîchère, plantations forestières, pisciculture, etc.).

Suivant l'état de santé des sujets, suivant leur robustesse, on peut créer des sections. Dans les colonies fondées par ROLLIER, il y a des sections maraîchères pour les sujets débiles. A mesure que la réadaptation se développe, le jeune colon est dirigé sur les sections agricoles. A la colonie de Saxon (Valais), on se livre à la culture des primeurs, sous la direction d'un contremaître compétent. A la colonie sont annexés des ateliers de vannerie pour le travail d'hiver ou des jours de mauvais temps.

A leur sortie de la colonie agricole, les adultes, qui sont des convalescents de sanatoria, sont fortifiés et aguerris ; et ils peuvent reprendre leur place dans le milieu social. Un certain nombre, qui ont pris goût à la vie des champs, s'établiront et se marieront à la campagne, pour leur plus grand bien et pour celui de leur descendance.

Mais les colonies de travail, quels que soient leurs efforts, ne pourront pas attirer ou ramener aux champs la totalité de leurs pensionnaires. Il est relativement facile d'influencer la vocation d'un adolescent, qui n'est pas établi, qui n'est pas marié. Il n'en est plus de même si le colon a déjà une profession. Et puis, il y a des résistances individuelles, une adaptation héréditaire à la vie citadine, « enracinement » à rebours. Certains citadins, transportés à la campagne, s'y ennuieraient, trouveraient fatigante l'existence de l'agriculteur.

Faut-il penser que tout travail est nécessairement insalubre en dehors du milieu rural, et qu'il soit impossible de secourir utilement ceux qui ne veulent pas s'expatrier des villes ?

On a longtemps discuté sur l'orientation à donner à ces colonies de travail, et sur les conditions d'hygiène du travail industriel. Ce qu'il faut dire, c'est que, si l'existence à la campagne est, en général, plus saine, c'est qu'on y vit plus près de la nature, et que les grandes règles de l'hygiène naturelle (grand air, soleil, locaux spacieux) y sont plus normalement appliquées. Les villes sont devenues des repaires à tuberculose, à cause, en particulier, de la méconnaissance de ces règles. C'est si vrai que la campagne devient aussi néfaste que la cité, comme milieu « phtisiogène », quand le travail s'y industrialise.

C'est donc les conditions de travail qu'il y a lieu de changer ; c'est le logement, l'atelier, qu'il faut assainir, si on veut, toute source de contagion soigneusement éliminée, essayer de leur faire perdre leur triste privilège d'être pourvoyeurs de tuberculose.

Partant de ces données, on a cherché, ces dernières années, à réaliser, en Amérique notamment, des ateliers-modèles pour convalescents et pour prédisposés. On a créé, aux Etats-Unis, des fabriques de vêtement, des classes de tailleurs, photographes, électriciens, horlogers, ébénistes, etc., etc.

Le convalescent hésite moins, dans ces conditions, à demeurer au sanatorium tout le temps nécessaire à son rétablissement, car il est sûr, à la sortie, d'être en possession d'un métier qui lui permettra de subvenir immédiatement à ses besoins.

Ces colonies de travail sont des installations de transition, pour les tuberculeux curables, destinées à les réadapter à une vie normale. Pour ceux qui sont trop gravement atteints ; qui, dans leur intérêt comme dans celui de leurs semblables, ne pourraient jamais, sans risques, être replacés dans le milieu social, elles doivent être l'étape préliminaire au « settlement », au village, à la cité sanitaires (Fr. Humbert).

Un certain nombre de sanatoria s'annexent des exploitations agricoles, des fermes-modèles. Citons, dépendant de l'œuvre de Villepinte, les cures rurales de Champrosay, fondées en 1904, et réservées aux jeunes filles à qui on enseigne l'horticulture.

L'Hospice J.-B. Thierry, à Maxéville, dont la clientèle est formée, pour une large part, d'enfants débilités, anémiés, entachés de tuberculose, souvent abandonnés, s'est, sous la haute direction de M. le Professeur Haushalter (assisté de M. le Docteur Goepfert), très heureusement inspiré de ces données. En 1919, il louait un vaste domaine de 115 hectares, en terrains variés. Ces terrains, situés sur un plateau qui surplombe la ville de Nancy au nord-ouest, sont sur un éperon qui dépend du massif de Haye. Ils sont réunis en une exploitation dénommée : Ferme Sainte-Catherine. On s'y livre aux principales cultures de la région (céréales, pommes de terre, betteraves, cultures potagères, prairie), et on y pratique l'élevage. Les champs sont groupés autour de vastes bâtiments de ferme : les travaux sont confiés aux pensionnaires de l'hospice, qui sont envoyés à la ferme dès que leur état de santé le leur permet. Ils travaillent sous la direction d'un chef d'exploitation.

Les gros travaux (labours, hersages, fauches) sont réservés aux garçons déjà grands (16-18 ans). Les plus jeunes plantent, binent les récoltes, conduisent le bétail au pâturage. Aux filles sont dévolues les besognes d'intérieur (basse-cour, cuisine, etc.). Le travail est modéré, et bien réglé : il ne dépasse pas 6 heures par jour.

Depuis cette année, nos jeunes fermiers vivent à demeure à la ferme, pendant la saison des travaux des champs. Les champs, les vergers du domaine servent, de plus, en été, les jours de congé, de buts de promenade aux plus jeunes, et aux retardataires qui ne peuvent pas être employés à un travail actif. Ceux-ci sont heureux de se livrer, en pleins champs, aux ébats de leur âge ; ils prennent part à de menues besognes, comme la cueillette des légumes et des fruits.

Les résultats de cette vie aux champs sont excellents. Dès les premiers jours, les enfants se fortifient, et leur appétit augmente. Un fait constamment remarqué, c'est qu'un amendement moral se manifeste, parallèle à l'amélioration physique. Leur caractère change : de sournois, taciturnes, querelleurs, que sont souvent ces enfants du peuple, victimes de l'hérédité ou de la corruption du foyer, ils deviennent assez vite polis, avenants, expansifs. Leur intelligence s'éveille. Aux exercices physiques (gymnastique suédoise, jeux de saute-mouton, barres, foot-ball) on associe, d'ailleurs, l'éducation morale (lectures, causeries).

On nous a fait remarquer, en particulier, que beaucoup d'enfants qui étaient, depuis des années, depuis leur enfance, atteints d'incontinence essentielle des urines, rebelle à toutes les médications, ont vu leur infirmité s'amender, et même guérir, après quelques semaines de vie des champs.

Le dispensaire d'hygiène sociale

Les dispensaires d'hygiène sociale ont été créés en France par la loi du 16 avril 1916. Leurs buts ont été fixés par Sir Robert Philip, en Grande-Bretagne ; par Malvoz, en Belgique ; par Calmette, en France. Ils se donnent pour tâche principale de diriger leurs efforts sur le milieu social et, en particulier, sur les familles.

Un de leurs objectifs essentiels doit être la préservation antituberculeuse de l'enfance. Pour y parvenir, les dispensaire doit porter son action sur les points suivants :

1° Le dépistage des tuberculeux dans les divers milieux (familles ouvrières et indigentes) ; communautés et agglomérations (ateliers, pensionnats, écoles, orphelinats). Dès qu'une source de contagion est reconnue dans une famille (père, mère, frères ou sœurs plus âgés), les enfants sont éloignés et proposés pour une œuvre de placement familial, s'ils sont sains, ou pour les preventoriums ou sanatoria, s'ils sont atteints ;

2^6 Conseils d'hygiène aux adultes contaminés (usage de crachoirs individuels ,interdiction du baiser, propreté); distribution de secours (vêtements, aliments) ; assainissement des locaux. (On connaît les maisons à tuberculose, où des vagues successives de locataires sont décimées. JUILLERAT, dans son casier sanitaire de Paris, relève dans la capitale 5.ooo « maisons maudites ».)

Le personnel du dispensaire est constitué par un médecin, assisté d'une ou plusieurs infirmières-visiteuses. Grâce aux enquêtes confiées à ces dernières, on peut établir des dossiers sanitaires familiaux, suivre la marche et l'extension de la maladie dans les différents milieux.

Le dispensaire devra se tenir en étroite liaison avec le Service de l'Inspection médicale scolaire, et suppléer ce dernier au besoin. Le dépistage des tuberculoses latentes à l'école permet, dans bien des cas, de remonter à la source du mal, au foyer.

Hygiène préventive

A) LA PRÉPARATION D'UNE CARRIÈRE. — L'adolescence est l'âge de la préparation à une profession, à un métier manuel. A un autre point de vue, c'est aussi l'époque de la croissance pubérale. Quoi d'étonnant à ce que la tuberculose se révèle fréquemment à cette époque de la vie, et qu'elle y soit meurtrière ! Entre 15 et 35 ans, un tiers des décès sont dus à la tuberculose pulmonaire.

Nous avons déjà dit que l'apprentissage, ou que la préparation des concours étaient particulièrement à surveiller à un âge qui est, physiologiquement, une âge critique. A cet égard, une action légale peut, au moins chez les travailleurs manuels, empêcher ou corriger les abus. Rappelons que l'article 2 de la loi du 2 novembre 1892 interdit, en principe, le travail dans les usines, manufactures, carrières, ateliers, chantiers, etc., aux enfants âgés de moins de 13 ans révolus. Notre législation interdit également le travail de nuit dans toutes les professions industrielles à tous les jeunes ouvriers qui ont moins de 18 ans.

Les facteurs qui interviennent, chez le jeune travailleur, pour préparer son organisme à l'éclosion tuberculeuse, sont les suivants :

1° L'exode vers les cités . Ce « déracinement » fait sentir ses effets, aussi bien dans le cas de carrières libérales (sécrétaires, dactylographes, employés d'administration) ; — commerciales (employés de magasins) ; — industrielles (ouvriers d'usines, manufactures) ; — salariées (domestiques). Les statistiques démontrent que, dans les agglomérations, la mortalité tuberculeuse est assez exactement proportionnelle au chiffre de la population (18,7 par 10.000 habitants, en moyenne, pour toute la France ; 35,6 par 10.000, à Paris, de 1906 à 1911). Elle est de 33,1 à Toulouse, de 34,8 à Marseille (BAUDRAN).

Dans les villes, d'autre part, les immigrés sont frappés plus durement que les autochtones (statistiques de LAGNEAU, 1894 ; de LUTON, à Reims ; de BOLLINGER, en Bavière). Le séjour à la ville a rendu tuberculeux, plus d'une fois, des cultivateurs robustes, qui y ont été appelés la première fois par le service militaire. On voit chaque jours, aussi, de jeunes campagnardes qui, attirées par une vie plus agréable, des salaires plus élevés, sont allées se placer à la ville comme bonnes, cuisinières, revenir au village, quelques mois ou quelques années plus tard, tuberculisées ; et y contagionner, par surcroît, quelqu'un des leurs.

D'après REIBMAYR, HÉRICOURT, il y a une résistance individuelle acquise, dès le jeune âge, chez le citadin-né, peut-être par hérédité, ou, peut-être, du fait de contaminations légères et renouvelées (CALMETTE).

2) L'alcoolisme a sa part dans la mortalité tuberculeuse, et on sait que les excès alcooliques sont à peu près inséparables de certaines professions (commerçants en vins, verriers, cuisinières, cochers, etc.). La mortalité phtisique, par rapport à la mortalité générale dans la même profession, atteint 3o,1 % chez les cavistes de Reims (BOCQUET, Thèse Paris), tandis que la mortalité phtisique pour l'ensemble de la population n'est que de 10 à 13 %. On dénombre 6,3 % de tuberculeux chez les garçons de café, à Nancy (Thèse RAUBER, Nancy).

3) L'insalubrité des locaux de travail joue un rôle très important dans la genèse bacillaire. L'habitation confinée ou surpeuplée, qui est le fait de nombreuses professions, est toujours très funeste. Ainsi, on signale un pourcentage excessif de tuberculeux parmi les blanchisseurs, les typographes, les raffineurs, les employés d'administration, les pensionnaires des établissements pénitentiaires (BERNHEIM et DIEUPART).

Les ateliers à domicile, qui échappent à toute réglementation, paraissent particulièrement dangereux pour leurs hôtes (9,5 % de morbidité tuberculeuse chez les tailleurs et couturières à Nancy, d'après RAUBER). Depuis longtemps, PETER (1879) dénonçait les ateliers de confections de Paris comme des usines à tuberculose. Il en disait autant des bureaux (postes et administrations privées).

4) Dans certains métiers manuels, le danger réside

dans l'inhalation de particules irritantes (sculpteurs, menuisiers, chaisiers, relieurs, mineurs).

Ces divers facteurs (insalubrité du logement, alcoolisme, immoralité, misère) se combinent et surajoutent souvent leur action dans les milieux ouvriers des grands centres. Aussi les centres ouvriers sont-ils durement frappés par la tuberculose. La mortalité tuberculeuse par 10.000 habitants atteint 59,1 à Lyon, 53 à 55 à Rouen, 56 dans les agglomérations suburbaines de Pantin, Aubervilliers (statistiques de 1903).

L'usine, créatrice de richesse, le fait donc malheureusement au détriment de la vitalité de la race. Une étude faite dans un canton, mi-industriel, mi-agricole, du département de l'Oise, par DUROZOY (Thèse Paris, 1904) est concluante. Alors que la mortalité tuberculeuse moyenne est de 34 sur 10.000 habitants dans l'ensemble du canton, trois pays d'usines situés à l'intérieur de ce canton se détachent sur la moyenne indiquée, avec un chiffre de 61 pour 10.000 dans l'un (Ourscamp, filatures de coton) et une mortalité tuberculeuse relative (mortalité tuberculeuse par rapport à la mortalité toale), égale au quart, dans une des autres localités (Tracy-le-Mont, fabrique de brosses).

Citons encore les conclusions d'une vaste enquête statistique faite en Angleterre par John TATHAM : « La mor« talité est plus élevée dans un groupe industriel, et plus « faible dans un groupe agricole, à tous les âges. Parmi « les causes de décès, la tuberculose pulmonaire et les « maladies de l'appareil respiratoire sont celles qui frap« pent le plus la population active de Londres et celle des « districts industriels. Dans les districts agricoles, les

« décès par tuberculose sont de 7 %.inférieurs à ce qu'ils
« sont dans l'ensemble

 « Les régions spécialement industrielles sont frappées
« plus durement encore par la mort que les grandes
« villes, déjà si éprouvées (et parmi ces causes de mort,
« les maladies de poitrine, la tuberculose comprise, tien-
« nent de loin la première place.

 « Les populations agricoles sont celles dont la mortalité
« est le plus faible (9,9 p. 1.000 de la population mascu-
« line, entre 25 et 65 ans). »

On peut dire, au total, que toute profession devient
source de déchéance dès qu'elle éloigne l'individu des
conditions de la vie naturelle, primitive. C'est la saine vie
aux champs, ou tout au moins à la campagne, quand celle-
ci n'est pas adultérée par l'industrialisation, qui réalise le
mieux ce milieu naturel. C'est dans son décor, salubre
et vivifiant, propice aux régénérations physiques et morales, que toute débilité, tout « amoindri » par hérédité,
devra chercher sa voie.

Faire des agriculteurs, des artisans ruraux (menuisiers,
charrons, mécaniciens, etc.), telles sont, à titre indicatif,
quelques voies qui devront retenir l'attention de familles
soucieuses de préserver leurs enfants et de sauvegarder
la race.

TUBERCULOSE ET MARIAGE. — Il est hors de toute que le
mariage doit être interdit à tout tuberculeux avéré, dont
la lésion est évolutive, ou n'est arrêtée dans sa marche
que depuis peu de temps.

La question est moins facile à résoudre quand elle se
pose à l'égard d'un jeune homme, d'une jeune fille, qui,
au cours de leur enfance, de leur jeunesse, ont présenté

des manifestations latentes ou torpides (adénopathies, écrouelles, tuberculose des séreuses péritonéale ou pleurale). Elle mérite discussion chez les sujets sains qui comptent des phtisiques parmi leurs ascendants directs.

Il est difficile de savoir à partir de quelle époque une lésion ganglio-pulmonaire profonde, une induration d'un sommet, sont pratiquement éteintes. On sait seulement que ce n'est guère avant l'âge moyen de la vie que les cicatrices (lésions fibreuses, nodules crétacés), indices des évolutions enrayées, commencent à faire leur apparition. D'après Nægeli, les lésions sont cicatrisées dans 42 % des cas en moyenne, de 30 à 40 ans ; dans 33 % de 18 à 30 ans.

Il semble aussi que les descendants de tuberculeux soient frappés en plus grand nombre, et que leur tuberculose évolue à un âge plus précoce : entre 13 et 35 ans (Leudet). D'après Hanot, la fréquence d'atteinte, entre ces limites d'âge, est de 87 fois sur 105 cas héréditaires observés.

On peut dire, tout au moins, qu'il y a intérêt à ce que les tuberculeux latents et les enfants de phtisiques ne se marient pas trop tôt, avant 25 ou 30 ans (Mosny).

Ceci posé, examinons, du point de vue qui nous occupe, les conditions nouvelles dans lesquelles l'union matrimoniale place les époux. Le mariage réalise, pour les deux conjoints, une société qui, biologiquement parlant, a pour traits saillants la permanence et l'intimité des relations de tous ordres.

Pour éliminer la question, disons d'abord qu'il n'est pas prouvé que la tuberculose soit transmissible par les rapports sexuels (Strauss). Ce doit être, au moins, très rare, et à peu près limité aux cas de tuberculose génitale,

La cohabitation, telle qu'est réalisée par le mariage, aggrave-t-elle les risques de contagion entre conjoints ? La contagion entre époux paraît rare. FRASER n'en observe aucun cas sur une pratique de 25 ans. DELACOUR (Rennes), sur 54 ménages, n'en observe que 4 où les deux conjoints meurent tuberculeux ; et encore, dans chaque cas, il y avait des antécédents héréditaires dans la famille du second malade. LEUDET (de Rouen) a trouvé 13 fois la maladie double sur 74 cas ; dans 6 cas, il y avait des antécédents tuberculeux.

La fréquence des contaminations entre époux ne dépasse pas 3 % (Thèse JOUSSET). Cette contamination, dit-on aussi, se ferait plus fréquemment du mari à la femme.

Quelles peuvent être maintenant les répercussions d'une grossesse et de ses suites (accouchement, allaitement) sur une tuberculose à lésions latentes ou stabilisées ?

Pour PIDOUX, GRISOLLE, STOLZ, TARNIER, PETER, HERRGOTT, la puerpéralité a toujours une influence funeste, au début, au cours de la grossesse, ou après l'accouchement. STOLZ déclare que, chez les prédisposés, la grossesse peut changer la prédisposition en maladie confirmée. TARNIER déconseille le mariage aux jeunes filles délicates, ayant des phtisiques dans leur famille, et qui ont eu des symptômes de tuberculisation pulmonaire, surtout si elles sont âgées de moins de 30 ans, car c'est, dit-il, de 20 à 30 ans que la tuberculose évolue le plus facilement sous l'influence de la gestation.

D'autres auteurs (RIBÉMONT-DESSAIGNE et LEPAGE) craignent particulièrement l'influence de grossesses répétées.

PETER fait remarquer que si les femmes se tuberculisent plus souvent que les hommes, le sexe n'a qu'un rôle assez restreint dans cette prédilection : c'est plutôt la maternité et l'allaitement qui interviennent . « La grossesse, et surtout des grossesses répétées, sont une cause d'épuisement et, par suite, de tuberculisation. »

PINARD et ses élèves professent, il est vrai, une opinion différente. MONNIER (Thèse Paris, 1908) peut réunir 170 observations de femmes simplement hérédo-tuberculeuses, ou bien descendantes de tuberculeux et prédisposés par des maladies antérieures, ou bien hérédo-tuberculeuses et tuberculisées elles-mêmes, qui, mariées, ont pu mener des grossesses à terme sans présenter aucune évolution ou reviviscence bacillaire. Seule serait aggravée par une grossesse une tuberculose en pleine évolution.

Les auteurs de ces observations, disons-le de suite, n'ont peut-être pas toujours eu l'occasion de suivre les mères tuberculeuses plusieurs mois après leur sortie des maternités. Nous avons vu plusieurs fois, aux cliniques médicales, des femmes qui étaient devenues mères un, deux mois auparavant, tantôt à la suite d'une grossesse survenue peu après un mariage, tantôt à la suite d'une deuxième, d'une troisième grossesse. Ces femmes, quelques semaines après l'accouchement, avaient présenté des phénomènes généraux (amaigrissement, troubles dyspeptiques), avaient eu des hémoptysies, et on assistait à l'évolution d'une tuberculisation à marche généralement assez rapide (granulie pulmonaire, granulie des séreuses).

L'allaitement surajoutera son influence débilitante à celle de la grossesse. PINARD autorise l'allaitement aux femmes qui ont des signes de bacillose latente, ou qui ont eu dans leur jeunesse des manifestations guéries, telles que des lésions ostéo-articulaires.

L'allaitement par une mère qui est atteinte de lésions qui ne sont pas sûrement arrêtées est gros de risques. Il est dangereux à la fois pour la mère et pour le nourrisson, lorsque la mère est éliminatrice de germes.

A défaut de bacilles, généralement rares et très dilués dans le lait, on peut craindre l'élimination de produits toxiques, qui, peut-être, sensibilisent l'enfant.

Mais une contagion directe par la toux, par la parole, est à peu près inévitable de la part d'une mère qui est porteuse de lésions pulmonaires non complètement cicatrisées et arrêtées. La tuberculisation du jeune enfant, qu'on a souvent confondu avec une tuberculose héréditaire, est presque toujours liée à une contagion d'origine maternelle.

Pour cette dernière raison principalement, il paraît indiqué d'interdire l'allaitement aux femmes suspectes. Cette interdiction, nous l'avons vu, doit avoir pour corollaire l'éviction du nouveau-né hors du foyer familial.

Voici maintenant des descendants de tuberculeux demeurés cliniquement sains. Les risques du début de la vie et de l'adolescence ont pu leur être épargnés. Comment résoudre, en ce qui les concerne, la question du mariage ?

Leudet dit : « L'union de descendants de tuberculeux entre eux a des conséquences graves. C'est un facteur de dégénérescences qui provoquent la mort de beaucoup de descendants, même l'extinction de familles. »

Mais, et c'est là un point intéressant, un descendant de famille tuberculeuse peut-il contracter mariage avec un membre d'une famille saine ? Il y a peut-être lieu de tenir compte de l'état de santé dans lequel étaient les parents du conjoint, suspecté au moment de sa naissance. En ce qui concerne la fréquence de la transmission héréditaire, elle semble prédominer légèrement dans la ligne maternelle (48 fois dans la ligne maternelle, 40 fois dans la ligne paternelle).

De cet exposé, nous dégagerons les quelques conclusions suivantes : Quand l'un ou l'autre des futurs conjoints est suspect personnellement, ou qu'il est nettement entaché héréditairement, il est prudent de s'en tenir à la formule : « Mariage retardé ». Cette précaution est surtout applicable pour le descendant dont la mère, à la naissance, était tuberculeuse, avait des lésions ouvertes et étendues.

Le mariage, toutes choses égales d'ailleurs, doit être plus sévèrement discuté chez la jeune fille que chez le jeune homme. La jeune femme peut incarner une double menace : comme épouse et comme mère. Sans émettre à son égard le verdict sans appel de PETER, il y a lieu de la mettre en garde contre le péril de grossesses trop nombreuses, et surtout trop fréquentes ; de lui interdire le plus souvent l'allaitement, et de chercher à redresser la tare héréditaire par une hygiène rigoureuse avant et pendant la gestation (aération, repos convenable). Enfin, on pratiquera systématiquement tous les moyens de préservation du nourrisson.

Ceci dit, il ne faut pas que la notion des antécédents pèse, à elle seule, de façon trop exclusive, dans les considérations qui doivent se faire jour au sein d'une famille à l'occasion d'une question de mariage. Il faut envisager les cas d'espèces. Il n'y a pas de raison d'interdire le mariage à un jeune homme qui porte une induration d'un de ses sommets pulmonaires, vestige d'une lésion éteinte depuis plusieurs années. De même, une jeune fille qui aura eu, vers la puberté, une de ces poussées subaiguës, lentes, vers les séreuses (pleurésie, ascite idiopathique des jeunes filles), qui sera couturée de vieilles cicatrices scrofuleuses, ne doit pas être, pour cette seule raison, vouée au célibat. Placés dans de bonnes conditions d'hygiène, cet homme, cette femme, n'auront pas de craintes spéciales à éprouver, ni à leur sujet, ni au sujet de leurs enfants.

Et, comme nous l'avons exposé plus haut, n'est-il pas permis de se demander si certaines tuberculoses latentes ou torpides ne sont pas des infections en voie de régression héréditaire, qui tendent, petit à petit, à orienter les individus, les générations et les races vers un état d'immunité relative ? Aussi, un médecin, ARTAUD, se basant sur des constatations souvent faites par lui, d'une atténuation progressive par l'hérédité, ne craignait pas de conseiller aux tuberculeux répondant aux types précédents de contracter mariage entre eux, sous réserve d'un traitement suivi et d'une hygiène rigoureuse. Une telle opinion, ainsi formulée, paraîtra excessive. Toutefois, le fait qu'elle ait été émise indique que la notion d'hérédité en matière tuberculeuse est complexe, et que, à elle seule, pas plus que la notion de contagion, elle ne suffit à résumer une étiologie. En cas de mariage, les facteurs individuels (état de santé actuel du conjoint) ou sociaux (genre de vie, profession, habitation, aisance matérielle), peuvent, de même qu'ils suffisent souvent à contrebalancer les risques usuels de contagion, battre efficacement en brèche une influence d'ascendance.

Quel est, au surplus, l'avenir des jeunes ménages, entachés par hérédité, ou personnellement, mais de manifestations torpides, et à qui on a « consenti » le mariage, ou qui ont passé outre à un veto formel ? Pour répondre à ce problème, il faudrait procéder à une longue étude de « clinique sociale » et disposer de « plusieurs existences médicales placées bout à bout ».

CONCLUSIONS

Tuberculoses latentes

Il existe des tuberculoses *latentes* et des tuberculoses *atténuées*. Les tuberculoses latentes sont celles dont les signes fonctionnels généraux sont réduits au minimum, et qui n'offrent aucune apparence de progression.

Elles sont cependant *actives*. Elles peuvent tendre lentement à la guérison anatomique et clinique, mais elles peuvent aussi évoluer et réaliser, un jour ou l'autre, une des formes de la phtisie (aiguë, subaiguë, chronique). Ces dernières manifestations, qui sont communément la première révélation d'une infection de vieille date, constituent alors le début clinique apparent de la tuberculose humaine.

Toute évolution tuberculeuse (aiguë, subaiguë, chronique, torpide) a sa source et son origine dans une tuberculose latente primitive. Il n'existe guère de lésions latentes qui ne soient, ou constituées par l'adénopathie médiastines seule, ou associées à cette dernière lésion.

Les tuberculoses atténuées sont des tuberculoses évolutives, mais dont l'évolution est lente, quelquefois indéfinie. Elles paraissent tendre d'elles-mêmes à la guérison. Elles peuvent être superficielles ou profondes, intéresser des séreuses (péritoine, plèvres), la peau, les ganglions, le système osseux ; les viscères (tuberculoses pulmonaires torpides des enfants ; tubercules encéphaliques).

Un type spécial de tuberculoses torpides est représenté par les scrofulo-tuberculoses. Ses manifestations sont polymorphes (lésions faciales, lésions des extrémités, manifestations ostéo-articulaires). Ces lésions ont pour caractères de rester locales, quoique parfois graves et destructives (nécroses des parties molles et nécroses osseuses). De plus, l'état général demeure inaltéré et malgré la résistance de ces lésions locales aux moyens curatifs, les sujets deviennent rarement phtisiques. Pour MARFAN, les lésions torpides (écrouelles, lupus) seraient antagonistes de la phtisie.

De nombreuses constatations anatomiques, cliniques, biologiques (cuti, intradermo, ophtalmo-réactions, réactions de fixation), et radiologiques, concordent à démontrer l'extrême fréquence des tuberculoses latentes. Elles apparaissent chez le jeune bébé dès l'âge de 3-4 mois, et augmentent progressivement de fréquence avec l'âge. Vers l'âge de 15 ans, la plupart des sujets sont atteints. On peut admettre que 95 % des adultes environ, au moins dans les centres de civilisation ancienne, sont tuberculeux latents (CALMETTE).

Les signes des tuberculoses latentes sont des signes de leurs localisations (péritonéale, pleurale, périphérique, pulmonaire et, surtout, l'adénopathie médiastine), et des signes généraux d'intoxication ou d'imprégnation tuberctlinique.

Leur évolution est très dissemblable, suivant les circonstances. On peut avoir : 1) une évolution aiguëe, mortelle (tuberculose miliaire, méningite) succédant de près à la contamination, et la latence est à peine apparente ; 2) une latence qui se prolonge pendant des années, voire des cycles entiers de l'existence. Dans cette dernière hypothèse, la révélation clinique pourra avoir lieu : a) au cours de l'enfance (suite de maladies tuberculisantes) ; b) au cours de l'adolescence (puberté, croissance, fatigues) ; c) chez la femme (suite de grossesse, de lactation) ; d) chez l'adulte (étiologie habituelle de la phtisie commune). Suivant l'époque, ce deuxième acte du processus tuberculeux revêtira des aspects cliniques différents : granulie de l'enfance, phtisie galopante de l'adolescent, phtisie commune de l'adulte).

Remarquons que la tuberculose ne reste pas volontiers latente chez le très jeune enfant : elle évolue très souvent et vite (75 % des tuberculoses de la première année sont mortelles). Cette mortalité se réduit progressivement avec l'âge, parallèlement à un accroissement de la fréquence des infections. De ceci résulte qu'il est important d'instituer une préservation rigoureuse du nourrisson, et de le prémunir contre toute contagion.

L'hérédité chez les tuberculeux

L'intérêt de l'étude de cette hérédité (sa nature, sa fréquence, son mode d'action) provient de ce fait qu'elle est un des facteurs étiologiques de la tuberculose.

Sa nature est très discutable, d'où la diversité des théories :

Hérédité de graine. — (Hérédité conceptionnelle, de père ou de mère. Hérédo-contagion).

Hérédité de terrain. — *a*) Altérations chimiques ou biologiques (hérédité homeomorphe) ;

b) Altérations organiques (dystrophies, arrêts de développement, malformations) (hérédité hétéromorphe).

L'hérédité parasitaire n'est pas démontrée. Les faits établis de tuberculose congénitale sont rares.

Il est pourtant légitime, cliniquement, d'étudier le facteur héréditaire en matière de tuberculose :

1) On observe souvent certaines altérations organiques chez les enfants de tuberculeux (hypotrophie, rachitisme, chétivité, altération de la peau et des annexes ; certaines malformations de l'appareil circulatoire) ;

2) Les tuberculeux ont souvent des ascendants qui étaient eux-mêmes tuberculeux (père, mère ; ou les deux à la fois ;

3) Les descendants de familles tuberculeuses paient, en moyenne, un tribut plus élevé à la tuberculose que les descendants des familles indemnes (PERRIN et SPILLMANN).

L'hérédité, à elle seule, *quadruple* les risques de tuberculisation des descendants (PISSAVY).

Si le descendant de tuberculeux est plus « tuberculisable », il ne s'ensuit pas que l'affection qu'il a tant de chances de contracter ait sa gravité accrue d'autant.

Bien au contraire, des enquêtes nombreuses faites ces temps derniers dans des familles, des collectivités militaires, des sanatoria, semblent indiquer que, chez les descendants de tuberculeux, on observe une fréquence plus grande de guérisons cliniques, une proportion plus faible de manifestations aiguës, une évolution ralentie des formes communes.

L'hérédité tendrait à l'atténuation progressive de l'infection tuberculeuse dans le cours des générations. Les tuberculoses héréditaires ressembleraient, comme allure clinique, aux tuberculoses torpides ou atténuées. Peut-être les tuberculeux latents, ou non évolutifs, stabilisés, seraient-ils, en grande partie, des héréditaires ?

La préservation antituberculeuse

La préservation du jeune âge offre un grand intérêt individuel et social. Elle doit revêtir des formes adaptées aux besoins des sujets, à leur âge, et aux exigences propres à cet âge.

A) NOURRISSONS. — La contagion du nourrisson est à peu près inévitable au foyer. L'agent le plus habituel de cette contagion est la mère. La seule solution efficace est la séparation d'avec la mère ; et, par voie de conséquence, l'extradition. Les pouponnières, les centres d'élevage à la campagne, de conception récente, répondent à cette exigence.

B) ENFANCE ET JEUNESSE. — Si le milieu familial est contaminé, il faut empêcher la contagion de l'enfant.

L'Œuvre Grancher prend les enfants à partir de l'âge de 3 ans et les place à la campagne, chez des paysans.

Aux prédisposés simples (débiles, malformés), mais non

en danger à la maison, s'adressent les colonies de vacances qui assurent un séjour temporaire à la campagne, à l'altitude, à l'océan.

L'enfant est-il déjà tuberculisé, mais latent, non évolutif et non contagieux ? On agira par une hygiène, non seulement préventive, mais curative, tout en lui maintenant le bénéfice de l'école (écoles de plein air, au soleil, en forêt).

Les établissements de traitement marin ; les établissements à l'altitude répondent à des catégories particulières (atones, anémiques, scrofulo tuberculeux ; tuberculeux pulmonaires torpides).

Le preventorium moderne rassemble, dans une même installation, les divers éléments de prévention et de cure (aérothérapie, héliothérapie, hydrothérapie, gymnastique suédoise ou méthode Hébert).

Le dispensaire, par le dépistage des tuberculoses latentes ou méconnues, dans les familles, à l'école, est un organisme qui peut remplir un rôle important dans la préservation de l'enfance.

La préservation sociale doit suivre le prédisposé, l'infecté latent, et s'exercer encore, si possible, à l'occasion : 1° du choix d'une carrière (profession ou métier) ; 2° du mariage.

Au total, l'hygiène préservatrice antituberculeuse tend à ramener l'individu, enfant ou adulte, aux conditions d'une vie naturelle. Son but général, comme le disait un des maîtres de la clinique française, doit être conçu de manière à résoudre les données suivantes : « Faire de l'enfant un petit paysan, changer la vie urbaine pour la vie agreste, la vie des chambres pour la vie des champs, remplacer la privation de soleil par l'exposition au soleil, la crainte du froid par sa recherche, le bain chaud par le bain de rivière, le repos par l'activité, les exercices intellectuels par les exercices musculaires. » (PETER.)

BIBLIOGRAPHIE

I. — Tuberculoses latentes et questions d'hérédité

Arnould (E). — Le Pronostic général de la Tuberculose pulmonaire et les Antécédents tuberculeux des ascendants ou des malades eux-mêmes (*Presse Médicale*, 1921).
— *Gravité comparée de la Tuberculose pulmonaire suivant l'existence ou l'absence d'Antécédents tuberculeux chez les parents* (Paris, 1921).

Balme (P.). — *Etudes sur la fréquence de la Tuberculose latente* (Thèse Lyon, 1904-1905).

Barbier. — Art. Tuberculose pulmonaire, in *Nouveau Traité de Médecine et de Thérapeutique* (Gilbert et Thoinot).

Bernard (L.). — Tuberculose, maladie immunisante (*Presse Médicale*, 1914).

Calmette. — Rôle de l'Hérédité dans l'infection tuberculeuse. Hérédo-dystrophies et prédispositions spéciales (*Zeitschrift f. Tüb. H. 12, 1913, p. 46-52)
— *L'Infection bacillaire et la Tuberculose chez l'Homme et chez les Animaux* (Paris, 1920).

Cany. — Circulation collatérale thoracique et Adénopathie trachéo-bronchique (*Presse Médicale*, 1911).

Chaix (Achille). — *Les Tuberculoses latentes pulmonaires* (Thèse Paris, 1903-1904).

Chauveau. — Sur la moindre résistance des organismes débilités à l'action destructive du germe tuberculeux (*Comptes rendus Ac. Sciences*, 1914, p. 670-673).

Chavant. — L'hérédité dans la Tuberculose (*Revue Internationale de la Tuberculose*, 1914, p. 330-333).

Claus. — *Etude sur la Tuberculose infantile* (Thèse Nancy, 1901).

Détré et Salin. — La Tuberculose du hile pulmonaire chez l'enfant (*Paris Médical*, 1913-1914, p. 500-503).

Dufour. — 200 cas d'O. R. à la tuberculine chez les enfants (*Bulletins et Mémoires de la Soc. Méd. Hôp. Paris*, 1919, p. 471-478).

Duval (Marguerite). — *Contribution à l'étude de l'intra-dermo-réaction à la tuberculine chez l'enfant et le nourrisson* (Thèse Montpellier, 1910).

Fairize (Ch.). — *Etude sur les Tuberculoses latentes, et particulièrement celles des ganglions trachéo-bronchiques chez les enfants* (Thèse Nancy, 1911).

Haushalter. — Considérations sur l'étiologie et la fréquence de la Tuberculose infantile (Congrès des Sociétés Savantes, Nancy, avril 1901).

Haushalter et Frühinsholz. — Adénopathie trachéo-bronchique (*Arch. de Méd. des Enfants*, mars 1922).

Hanot. — Considérations générales sur l'hérédité hétéromorphe (*Arch. gén. de Méde.*, 1895, p. 462-476).

Héricourt. — Tuberculoses latentes et tuberculoses atténuées (*Revue Scientifique*, 1903).

Hutin. — *L'Hospice J.-B. Thierry, à Maxéville-Nancy* (Thèse Nancy, 1910).

Hutinel et Lereboullet. — Etapes de la tuberculose chez les enfants (*Rev. Mens. des Mald. Enfance*, 1905, p. 482-495).

Hutinel. — Pronostic des adénopathies tuberculeuses du médiastin chez l'enfant (*Rev. de la Tuberc.*, Paris, 1914).

Jeannerat. — *Hérédité paratuberculeuse* (Thèse Paris, 1899-1900).

Jeanneret. — Tuberculose de l'enfant (*Revue Méd. Suisse-Romande*, Genève, 1918, p. 389-394).

Koroner. — *Hérédo-dystropies paratuberculeuses* (Thèse Paris,

Kowner. — *Hérédo-dystrophies para-tuberculeuses* (Thèse Paris,

Leroux (Charles). — *L'Adénopathie trachéo-bronchique dans ses rapports avec la Tuberculose pulmonaire chronique chez les enfants* (Paris, 1908).

Leroux et Grünberg. — Enquête sur la descendance de 442 familles ouvrières tuberculeuses (*Rev. Médecine*, 1912).

Leudet. — La tuberculose dans les familles (*Bull. Acad. Médecine*, 1885).

Maleterre (Amédée). — *Contribution à l'étude de la tuberculose de la première Enfance* (Thèse Nancy, 1905).

Marfan. — Scrofule. Conception nouvelle (*Paris Médic.*, 1920).

Merklen. — Tuberculose incipiente : diagnostic de nature et d'évolution (*Paris Médical*, 1918, p. 3-8).

Méry. — Signes radiologiques des adénopathies hilaires (*Bull. et Mémoires Soc. Méd. Hôp. Paris*, 1919, p. 471-478).

Mutelet. — *Contribution à l'étude de la Tuberculose diffuse chez l'enfant* (Thèse Nancy, 1898).

Parienté. — *Part de l'hérédité et de la contagion dans la tuberculose infantile* (Thèse Montpellier, 1902-1903).

Peter. — *Leçons de Clinique médicale.*

Piéry. — Hérédité de la tuberculose (*Lyon Médicaal*, 1910).

Pissavy. — Fréquence comparée de la tuberculose chez les descendants de tuberculeux et les descendants de non tuberculeux (*Bull. et Mém. Soc. Méd. Hôp. Paris*, 1909).

Robelin. — *Modifications organiques des rejetons de tuberculeux* (Thèse Paris, 1901-1902).

Roux et Josserand. — Tuberculose pulmonaire et adénopathies trachéo-bronchiques chez l'enfant, à Cannes (*Rev. Malad. Enfance*, 1906).

Von Ruck (Karl). — Influence d'une ascendance tuberculeuse sur le pronostic de la tuberculose pulmonaire (*Am. Journ. of the Medical Sciences*, août 1917).

Sabourin (de Durtol). — Quelques observations sur l'hérédité tuberculeuse et l'immunité antituberculeuse héréditaire (*Presse Médicale*, 1915, p. 215-217).

Ségard (Maurice). — Etude sur la tuberculose ganglio-pulmonaire chez l'enfant : le diagnostic des formes latentes et frustes (Paris, 1913).

Simon. — Tuberculoses larvées (*Gaz. Méd. Paris*, 1916, p. 108).

Tuberculose infantile (Collection).

II. — Questions de préservation

Armand-Delille. — L'OEuvre Grancher : préservation de l'enfance contre la tuberculose (*Revue d'Hygiène*, Paris, 1913, p. 1485-1504).

— L'Héliothérapie (In *L'OEuvre Médico-Chirurgicale*, Paris, 1914).

— La lutte antituberculeuse en France (Congrès international de la Tuberculose, Paris, 1905). Guide du Congressiste.

— Héliothérapie préventive dans la tuberculose chez l'enfant. Ecole au soleil (*Bull. Acad. Méd.*, 1919).

Armand-Delille et Wapler. — *L'Ecole de plein air et l'Ecole au soleil* (Paris, 1919).

Beauquier. — *Sanatoriums marins et lutte contre la tuberculose* (Thèse Paris, 1916-1917).

Bergeron. — La montagne dans la lutte contre la tuberculose (*Presse Médicale*, 1919, p. 649-651).

— Caractères du climat montagnard (*Presse Méd.*, 1918).

Bernard (L.) et Debray. — Modes de préservation tuberculeuse de l'enfant du premier âge (*Bull. Ac. Méd.*, 1920).

Bernard (L.). — Rapports de M. le Professeur... sur le fonctionnement de l'OEuvre du Placement Familial des Tout-Petits.

Brouardel et Mosny. — *Traité d'Hygiène*.

Bocquet. — *Tuberculose à Reims* (Thèse Paris, 1900-1901).

Calmette. — Lutte sociale contre la tuberculose par les preventoriums ou dispensaires d'hygiène sociale (*Paris Médical*, 1913).

Comby. — Gouttes de lait et tuberculose infantile (*Arch. Méd. Enfants*, 1908).

Congrès de la Tuberculose, 1906 (Colonies scolaires et divers).

Danysz. — Lutte contre la tuberculose (*Presse Médicale*, 1917, p. 497-500).

Durozoy. — *Tuberculose au village* (Thèse Paris, 1903-1904).

Granjux. — Protection de l'Enfance contre la tuberculose par l'OEuvre Grancher (*Paris Médical*, 1919).

Guinard. — OEuvres et défenses antituberculeuses : les dispensaires en France et en Allemagne (*Paris Médical*, 1913, p. 409-417).

Guillemin. — Organisation de la lutte contre la tuberculose par le Bureau d'hygiène (*Revue d'Hygiène*, 1913).

Guinon. — Le dispensaire antituberculeux dans la protection de l'enfance contre la tuberculose (*Paris Médical*, 1919, p. 10-12).

Haushalter. — Les Hôpitaux de Tuberculeux (*Rev. Méd. Est*, Nancy, 1899).

Haultueur. — *Tuberculose enfantine du premier âge et prophylaxie* (Thèse Paris, 1913).

Huleux. — *Tuberculose à l'Ecole* (Thèse Paris, 1908).

Marfan. — Préservation de l'enfant contre la tuberculose dans sa famille (*Rev. Mens. Maladies de l'Enfance*, 1905).

Mathieu. — L'OEuvre de préservation de l'adolescence contre la tuberculose : le preventorium antituberculeux (*Revue d'Hygiène*, Paris, 1914).

Mesureur. — Le problème de l'assistance aux tuberculeux : annexes du dispensaire (*Presse Médicale*, 1914).

Nobécourt (P.). — Crèches et pouponnières (*Arch. Méd. des Enfants*, 1912).

— La Pouponnière Budin, de Dieppe (*Journ. de Méd. de Paris*, 1912).

Nobécourt et Schreiber. — Préservation de l'enfant du premier âge contre la tuberculose (*Aarch. Méd. Enfants*, 1914).

Revillet (L.). — *Le traitement de la tuberculose infantile sur le littoral méditerranéen par les cures marine et solaire* (Cannes).

Richard. — Recherche et traitement de l'état prétuberculeux chez l'enfant (*Arch. Méd. Enfants*, 1921).

Rauber. — *Influence du métier dans la genèse de la tuberculose* (Thèse Nancy, 1912-1913).

Bollier. — *Comment lutter contre la tuberculose ?* (Paris et Leysin, 1919).

Sellier. — Programme immédiat d'action contre la tuberculose enfantine (*Revue d'Hygiène*, 1919).

Strauss (P.). — Sur l'installation de dispensaires d'hygiène sociale de préservation antituberculeuse (*Revue d'Hygiène*, 1915, p. 914-943).

Wagner. — *Colonies scolaires de vacances* (Thèse Nancy, 1910-1911).

Zorochowitch. — *Tuberculose et Grossesse* (Thèse Montpellier, 1911-1912).

TABLE DES MATIÈRES

CHAPITRE IV.

CHAPITRE V

IMPRIM. A   COLIN, 11, RUE DES QUATRE-ÉGLISES, NANCY